影像解剖学系列图谱

总主编　刘树伟　林祥涛

Atlas of Imaging Anatomy: Spine and Extremities

脊柱与四肢影像
解剖图谱

主　编　孙　博　侯中煜

山东科学技术出版社

·济南·

图书在版编目（CIP）数据

脊柱与四肢影像解剖图谱 / 孙博，侯中煜主编 . —济南：山东科学技术出版社，2020.1（2021.12 重印）
（影像解剖学系列图谱 / 刘树伟，林祥涛总主编）
ISBN 978-7-5331-6929-9

Ⅰ . ①脊… Ⅱ . ①孙… ②侯… Ⅲ . ①脊柱病 – 影象诊断 – 人体解剖学 – 图谱 ②四肢 – 疾病 – 影象诊断 – 人体解剖学 – 图谱 Ⅳ . ① R681.504-64 ② R658.04-64

中国版本图书馆 CIP 数据核字（2018）第 141973 号

脊柱与四肢影像解剖图谱
JIZHU YU SIZHI YINGXIANG JIEPOU TUPU

责任编辑：徐日强
装帧设计：孙　佳

主管单位：山东出版传媒股份有限公司
出 版 者：山东科学技术出版社
　　　　　地址：济南市市中区英雄山路 189 号
　　　　　邮编：250002　电话：（0531）82098088
　　　　　网址：www.lkj.com.cn
　　　　　电子邮件：sdkj@sdcbcm.com
发 行 者：山东科学技术出版社
　　　　　地址：济南市市中区英雄山路 189 号
　　　　　邮编：250002　电话：（0531）82098071
印 刷 者：山东彩峰印刷股份有限公司
　　　　　地址：潍坊市福寿西街 99 号
　　　　　邮编：261031　电话：（0536）8216157

规格：32 开（125 mm×190 mm）
印张：5.5　字数：110 千　印数：3001~5000
版次：2020 年 1 月第 1 版　2021 年 12 月第 2 次印刷
定价：22.00 元

总主编 刘树伟 林祥涛

主　编 孙　博 侯中煜

编　者（以姓名笔画为序）

孙　博（山东省医学影像学研究所）

汤海燕（山东大学齐鲁医学院）

杨江飞（山东省立医院）

李　超（山东大学齐鲁医学院）

张殿星（山东省医学影像学研究所）

侯中煜（山东省立医院）

总 前 言

　　超声、CT 和 MRI 等现代断层影像技术发展迅速，已成为当今临床诊治疾病的必备工具。不仅影像科医师要正确地阅读超声、CT 和 MR 图像，而且临床各科医师均要娴熟地应用断层影像技术诊治疾病。影像解剖学是正确识别疾病超声、CT 和 MR 图像的基础，是介入及手术治疗疾病的向导。因此，只有掌握了影像解剖学，才能准确判读和应用超声、CT 和 MR 图像。1993 年以来，在中国解剖学会断层影像解剖学分会领导下，山东大学齐鲁医学院断层影像解剖学研究中心共举办了 25 届全国断层影像解剖学及其临床应用学习班，报名参加者络绎不绝。这充分说明了断层影像解剖学的重要性，我们也深深感到自己责任的重大。在长期的教学过程中，教师和学员均感到编写一套以活体超声、CT 和 MR 图像为基础的"影像解剖学系列图谱"的重要性和必要性。为此，我们组织山东大学从事断层影像解剖学研究和教学的有关人员，编写了这套"影像解剖学系列图谱"，以期能满足临床各科医师学习正常超声、CT 和 MR 图像的需求。

　　为适应不同临床学科医师学习影像解剖学的专业需求，本套"影像解剖学系列图谱"分成了 6 个分册，包括《颅脑影像解剖图谱》《头颈部影像解剖图谱》《胸部影像解剖图谱》《腹部影像解剖图谱》《盆部与会阴影像解剖图谱》和《脊柱与四肢影像解剖图谱》。在编写过程中，根据临床实际要求和方便读者阅读的原则，本套图谱追求以下特色：（1）系统性，从临床应用角度，全面系统地介绍人体各部位的正常超声、CT 和 MR 图像；（2）连续性，以健康中青年志愿者连续断层图像介绍人体各部的连续横断层、矢状断层和冠状断层解剖；（3）先进性，利用当今临床上最新的设备制作超声、CT 和 MR 图像，并吸纳了国内外断层影像解剖学的最新研究成果；（4）实用性，以解剖部位划分分册，版本采用小开本以方便读者随身携带，在图像选择和结构标注上以临床常用者为主；（5）可扩展性，每部分册末均附有一定数量的推荐读物，供欲进一步详细阅读者参考，使本套图谱具有一定的扩展性。

本套图谱的解剖学名词主要参照全国科学技术名词审定委员会公布的《人体解剖学名词（第二版）》（科学出版社 2014 年出版）。当《人体解剖学名词（第二版）》与临床习惯叫法不同时，则采用临床常用者。

本套图谱主要以临床各学科医师为主要读者对象，亦可供解剖学教师、临床医学和基础医学各专业硕士与博士研究生参考。

由于作者水平所限，书中疏漏甚至错误之处在所难免。恳请读者不吝赐教，以便再版时更正。

刘树伟　林祥涛
2019 年 11 月于济南

前　言

影像诊断学在临床医疗领域中的作用至关重要，想要学好影像诊断学首先就必须学好影像解剖学。影像解剖学是用影像学方法研究探讨人体正常形态结构的科学，它为影像科医师解读和分析临床疾病的影像提供了重要的解剖学基础。掌握影像解剖学有助于提高影像诊断的准确性。

《脊柱与四肢影像解剖图谱》共包含脊柱及四肢CT图像45幅、MR图像97幅及X线平片图像15幅。书中图像均来自山东省立医院及山东省医学影像学研究所。MR图像由3.0T SIEMENS磁共振扫描仪采集，序列包括T_1加权像、T_2加权像和T_2WI FS，扫描基线包括横断层、矢状断层及冠状断层；CT图像由SIEMENS 64层螺旋CT扫描仪采集，包括骨窗及软组织窗，扫描基线包括横断层、矢状断层及冠状断层；X线平片图像由柯达DR3000 X线机采集，包括正位平片、侧位平片及斜位平片。

本图谱主要供影像科医师、骨科医师、脊柱外科医师、手足外科医师、解剖学教师和医学院校学生学习使用。

由于编写时间紧促，难免存在错误或不妥之处，恳请广大读者谅解并不吝赐正。

孙　博　侯中煜

2019 年 11 月

目　录

第一章　颈椎 CT 与 MR 图像

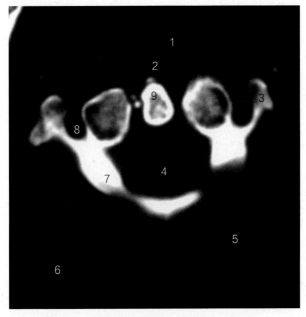

图 1-1　经齿突的横断层 CT 图像（骨窗）

1　喉咽 laryngopharynx	2　咽下缩肌 inferior constrictor of pharynx
3　横突 transverse process	4　颈髓 cervical cord
5　多裂肌 multifidus muscle	6　颈夹肌 splenius cervicis
7　寰椎 atlas	8　横突孔 transverse foramen
9　齿突 odontoid process	

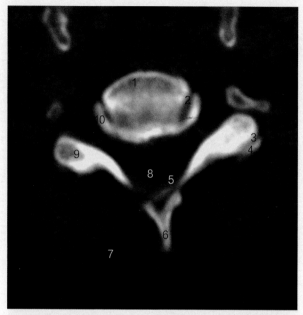

图 1-2　经第 5 颈椎椎体的横断层 CT 图像（骨窗）

1　第 5 颈椎椎体 5th cervical vertebral body

2　钩椎关节 uncovertebral joint　　　　3　关节突关节 zygapophysial joint

4　上关节突 zygapophysis superior　　　5　黄韧带 ligamentum flavum

6　棘突 spinous process　　　　　　　　7　颈半棘肌 semispinalis cervicis

8　颈髓 cervical cord　　　　　　　　　9　横突 transverse process

10　椎体钩 uncus of vertebral body

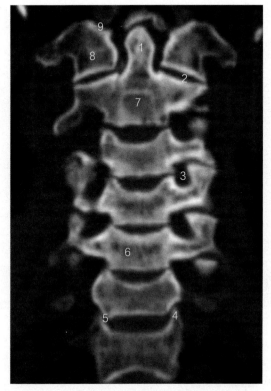

图 1-3 经齿突的冠状断层 CT 图像（骨窗）

1 齿突 odontoid process	2 寰枢关节 atlanto-axial joint
3 横突孔 transverse foramen	4 椎体钩 uncus of vertebral body
5 钩椎关节 uncovertebral joint	6 第 5 颈椎体 5th cervical vertebral body
7 枢椎 axis	8 寰椎 atlas
9 寰枕关节 atlantooccipital joint	

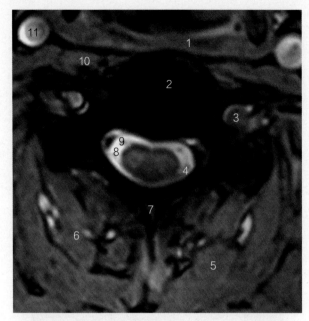

图 1-4　经第 4 颈椎间盘的横断层 MR T$_2$ 加权图像

1　咽下缩肌 inferior constrictor of pharynx

2　第 4 颈椎间盘 4th cervical vertebral disc

3　椎动脉 vertebral artery

4　脊神经后根 posterior root of spinal nerve

5　头半棘肌 semispinal capitis　　　　6　颈半棘肌 semispinal cervicis

7　棘突 spinous process　　　　　　　8　蛛网膜下隙 subarachnoid space

9　脊神经前根 anterior root of spinal nerve

10　颈长肌 longus colli

11　甲状软骨上角 superior cornu of thyroid cartilage

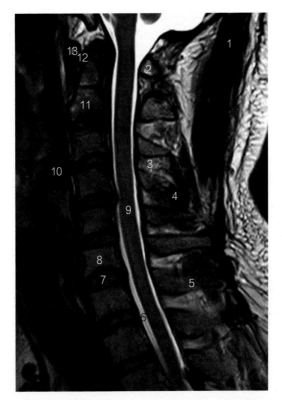

图 1-5 经脊柱颈段正中矢状断层 MR T$_2$ 加权图像

1 头半棘肌 semispinalis capits   2 寰椎后弓 postrior arch of atlas

3 棘间韧带 interspinous ligament

4 颈棘间肌 interspinal muscle of neck   5 棘突 spinous process

6 蛛网膜下隙 subarachnoid space

7 第 6 颈椎间盘 6th cervical intervertebral disc

8 第 6 颈椎椎体 6th cervical vertebral body

9 颈髓 cervical cord   10 喉咽 laryngopharynx

11 枢椎 axis

12 寰枢正中关节 medial atlantoaxial joint

13 寰椎前弓 anterior arch of atlas

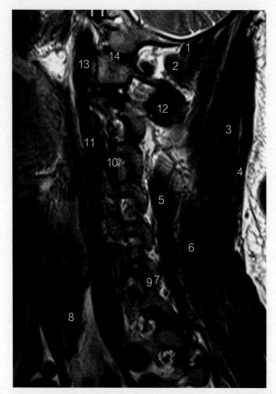

图 1-6 经脊柱颈段旁正中矢状断层 MR T$_2$ 加权图像

1 头后小直肌 rectus capitis posterior minor

2 头后大直肌 rectus capitis posterior major

3 夹肌 splenius

4 斜方肌 cucullaris

5 颈半棘肌 semispinalis scervicis

6 头半棘肌 semispinalis capits

7 下关节突 inferior articular process

8 甲状腺 thyroid gland

9 关节突关节 zygapophyseal joint

10 椎动脉 vertebral artery

11 颈长肌 longus colli

12 头下斜肌 obliquus capitis inferior

13 头长肌 musculus longus capitis

14 寰枕关节 atlantooccipital joint

第二章　胸椎 CT 与 MR 图像

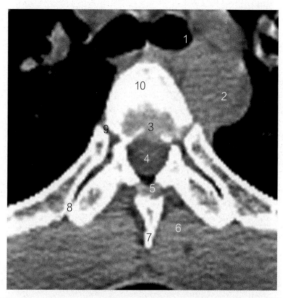

图 2-1　经第 6 胸椎椎体的横断层 CT 图像（软组织窗）

1　左主支气管 left principal bronchus　　2　胸主动脉 thoracic aorta

3　第 6 胸椎间盘 6th thoracic intervertebral disc

4　胸髓 thoracicc cord　　　　　　　　5　黄韧带 ligamentum flavum

6　竖脊肌 erector spinae　　　　　　　7　棘突 spinous process

8　肋横突关节 costotransverse joints　　9　肋头关节 joint of costal head

10　第 6 胸椎椎体 6th thoracic vertebral body

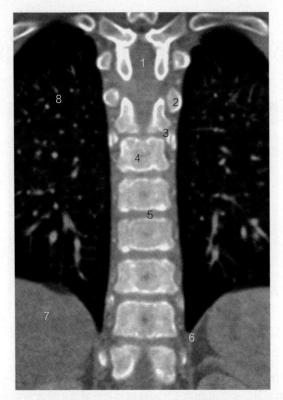

图 2-2　经胸段脊柱前份的冠状断层 CT 图像（软组织窗）

1　椎管 vertebral canal

2　第 3 肋肋头 3rd costal head

3　肋头关节 joint of costal head

4　第 4 胸椎椎体 4th thoracic vertebral body

5　第 5 胸椎间盘 5th thoracic intervertebral disc

6　左膈脚 left crura of diaphragm

7　肝 liver

8　右肺 right lung

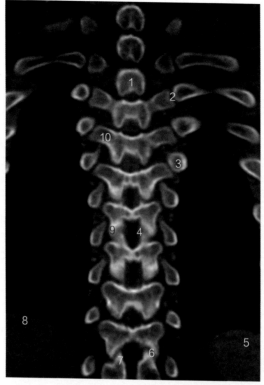

图 2-3 经胸椎横突的冠状断层 CT 图像（骨窗）

1	椎弓板 lamina of vertebral arch	2 肋横突关节 costotransverse joints
3	第 5 肋肋结节 5th costal tubercle	4 黄韧带 ligamentum flavum
5	脾 spleen	6 关节突关节 zygapophysial joints
7	上关节突 superior articular process	8 肝 liver
9	下关节突 inferior articular process	10 横突 transverse process

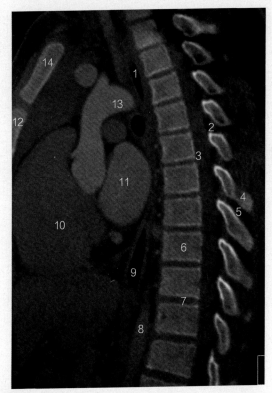

图 2-4 经脊柱胸段的正中矢状断层 CT 图像（骨窗）

1　气管 trachea
2　黄韧带 ligamentum flavum
3　硬膜囊 dural sac
4　棘突 spinous process
5　胸棘间肌 interspinal muscle of thorax
6　第 9 胸椎椎体 9th thoracic vertebral body
7　第 10 胸椎间盘 10th thoracic intervertebral disc
8　胸主动脉 thoracic aorta
9　食管 oesophagus
10　左心室 left ventricular
11　左心房 left atrium
12　胸骨体 body of sternum
13　动脉弓 aortic arch
14　胸骨柄 presternum

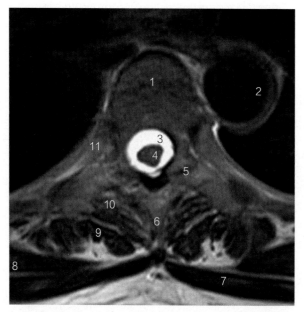

图 2-5　经第 5 胸椎椎体的横断层 MR T$_2$ 加权图像

1	第 5 胸椎体 5th thoracic vertebral body	2	胸主动脉 thoracic aorta
3	蛛网膜下隙 subarachnoid space	4	胸髓 thoracic cord
5	关节突关节 zygapophyseal joints	6	棘突 spinous process
7	斜方肌 trapezins	8	竖脊肌 erector spinae
9	多裂肌 multifidus muscle	10	回旋肌 rotatores
11	第 5 肋 5th rib		

第三章 腰椎、骶尾椎 CT 与 MR 图像

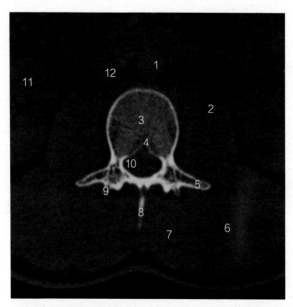

图 3-1 经第 2 腰椎椎体的横断层 CT 图像（骨窗）

1 腹主动脉 abdominal aorta	2 腰大肌 psoas major
3 第 2 腰椎椎体 2nd lumbar vertebral body	
4 椎体静脉 basivertebral veins	5 横突 transverse process
6 竖脊肌 erector spinae	7 多裂肌 multifidi
8 腰椎棘突 spinous process of lumbar vertebra	
9 上关节突 superior articular process	10 侧隐窝 lateral recess
11 右肾 right kidney	12 下腔静脉 Inferior vena cava

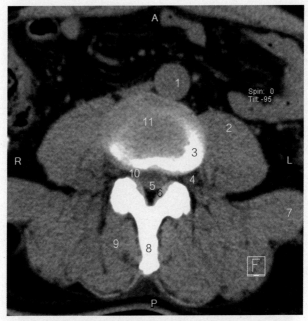

图 3-2 经第 3/4 腰椎间盘的横断层 CT 图像（软组织窗）

1 腹主动脉 abdominal aorta   2 腰大肌 psoas major

3 第 3 腰椎椎体 3rd lumbar vertebral body

4 第 3 腰神经 3rd lumbar nerve

5 蛛网膜下隙 subarachnoid space   6 黄韧带 ligamenta flava

7 腰方肌 quadratus lumborum   8 棘突 spinous process

9 竖脊肌 erector spinae

10 腰椎间孔 intervertebral foramen

11 第 3 腰椎间盘 3rd lumbar intervertebral disc

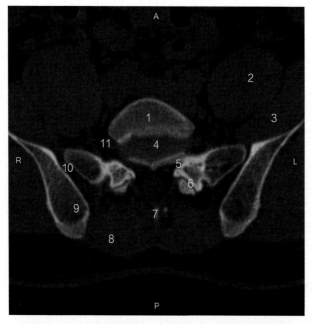

图 3-3 经第 5 腰椎椎体的横断层 CT 图像（骨窗）

1 第 5 腰椎椎体 5th lumbar vertebral body	2 腰大肌 psoas major
3 髂肌 iliacus	
4 第 5 腰椎间盘 5th lumbar intervertebral disc	5 侧隐窝 lateral recess
6 关节突关节 zygapophysial joint	7 棘突 spinous process
8 多裂肌 multifidi	9 髂骨 ilium
10 骶髂关节 sacroiliac joint	
11 第 5 腰神经 5th lumbar nerve	

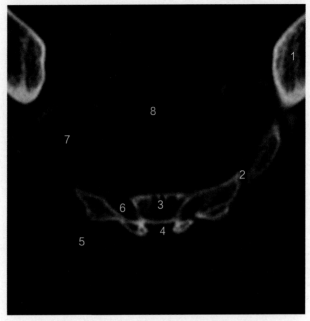

图 3-4　经第 4 骶椎的横断层 CT 图像（骨窗）

1	髂骨 ilium	2	骶髂关节 sacroiliac joint
3	第 4 骶椎 4th sacral vertebrae	4	骶管 sacral canal
5	臀大肌 gluteus maximus	6	骶孔 sacral foramen
7	梨状肌 piriformis	8	直肠 rectum

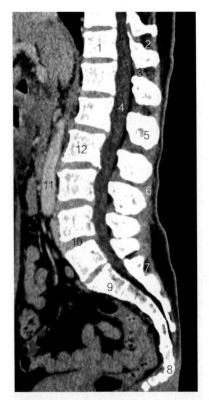

图 3-5　经腰段脊柱正中矢状断层 CT 图像（软组织窗）

1　第 11 胸椎椎体 11th thoracic vertebral body

2　胸棘间肌 thoracic interspinal muscle　　3　黄韧带 ligamentum flavum

4　硬膜囊 dural sac

5　第 1 腰椎棘突 1st lumbar spinous process

6　棘上韧带 supraspinous ligament　　7　骶后孔 posterior sacral foramina

8　第 1 尾椎 1st caudal vertebrae

9　第 1 骶椎椎体 1st sacral vertebral body

10　第 4 腰椎间盘 4th lumbar intervertebral disc

11　腹主动脉 abdominal aorta

12　第 2 腰椎椎体 2nd lumbar vertebral body

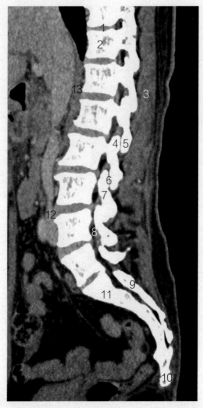

图 3-6 经脊柱的旁正中矢状断层 CT 图像（软组织窗）

1 第 10 胸椎间盘 10th thoracic intervertebral disc

2 第 11 胸椎椎体 11th thoracic vertebral body

3 竖脊肌 erector spinae 4 上关节突 superior articular process

5 下关节突 inferior articular process 6 关节突关节 zygapophysial joints

7 关节突间部 intermediate part of articular process

8 椎间孔 intervertebral foramen 9 骶中间嵴 intermediate sacral crest

10 尾骨 coccyx

11 第 1 骶椎椎体 1st sacral vertebral body

12 下腔静脉 inferior vena cava 13 右膈脚 right crus of diaphragm

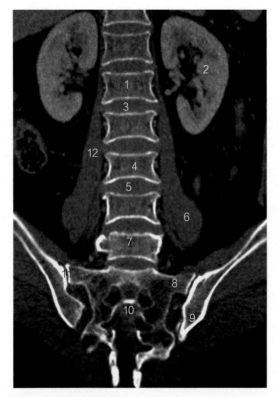

图 3-7 经腰椎椎体的冠状曲面重建 CT 图像（骨窗）

1 第 1 腰椎椎体 1st vertebral body　　　2 左肾 left kidney

3 第 1 腰椎间盘 1st lumbar intervertebral disc

4 第 3 腰椎椎体 3rd lumbar vertebral body

5 第 3 腰椎间盘 3rd lumbar intervertebral disc

6 左侧腰大肌 left psoas major

7 第 5 腰椎椎体 5th lumbar vertebral body

8 骶翼 ala of sacrum

9 髂骨 ilium　　　10 第 2 骶骨 2nd sacrum

11 骶髂关节 sacroiliac joint　　　12 右侧腰大肌 right psoas major

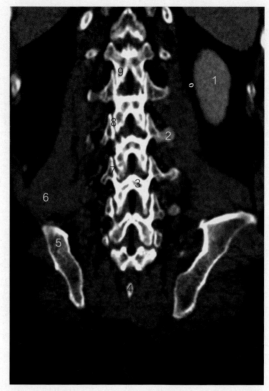

图 3-8　经腰椎椎弓板的冠状曲面重建 CT 图像（骨窗）

1　左肾 left kidney	2　横突 transverse process
3　椎弓板 lamina of vertebral body	4　棘突 spinous process
5　髂骨 ilium	6　腰大肌 psoas major
7　上关节突 superior articular process	8　关节突关节 zygapophysial joint
9　下关节突 inferior articular process	

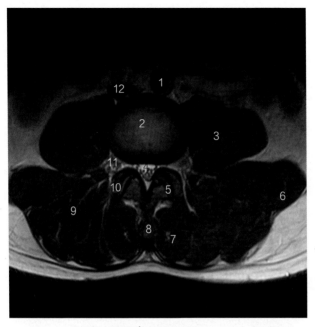

图 3-9　经第 4 腰椎间盘的横断层 MR T$_2$ 加权图像

1　腹主动脉 abdominal aorta

2　第 4 腰椎间盘 4th lumbar intervertebral disc

3　腰大肌 psoas major　　　　　4　硬膜囊 dural sac

5　关节突关节 zygapophyseal joint　6　腰方肌 quadratus lumborum

7　多裂肌 multifidi　　　　　　8　棘突 spinous process

9　竖脊肌 erector spinae

10　上关节突 superior articular process

11　腰神经 lumbar nerve　　　12　下腔静脉 inferior vena cava

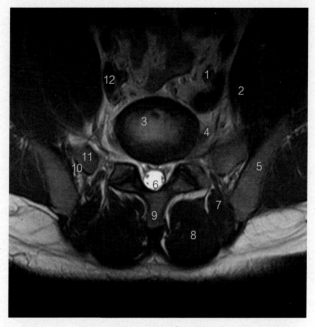

图 3-10　经第 5 腰椎间盘的横断层 MR T$_2$ 加权图像

1	髂总动脉 common iliac artery	2	腰大肌 psoas major
3	第 5 腰椎间盘 5th lumbar intervertebral disc		
4	第 5 腰神经 5th lumbar nerve	5	髂骨 ilium
6	硬膜囊 dural sac	7	竖脊肌 erector spinae
8	多裂肌 multifidi	9	腰椎棘突 lumbar spinous process
10	骶髂关节 sacroiliac joint	11	骶翼 ala of sacrum
12	髂总静脉 common iliac vein		

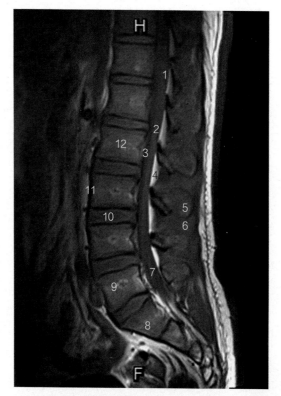

图 3-11 经脊柱腰、骶尾段正中矢状断层 MR T₁ 加权图像

1 脊髓 spinal cord　　　　　　　　2 脊髓圆锥 conus medullaris

3 后纵韧带 posterior longitudinal ligament

4 硬膜外脂肪 epidural fat　　　　　5 棘突 spinous process

6 棘间肌 interspinous muscle

7 终丝和马尾 filum terminal and cauda equina

8 第 1 骶椎 1st sacral vertebrae　　　9 第 5 腰椎 5th lumbar vertebrae

10 第 3 腰椎间盘 3rd lumbar intervertebral disc

11 前纵韧带 anterior longitudinal ligament

12 第 2 腰椎椎体 2nd lumbar vertebral body

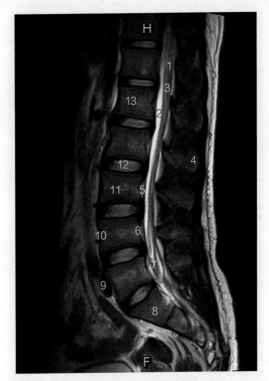

图 3-12　经脊柱腰、骶尾段正中矢状断层 MR T₂ 加权图像

1　脊髓 spinal cord

2　终池 cisterna terminalis

3　脊髓圆锥 conus medullaris

4　棘突 spinous process

5　后纵韧带 posterior longitudinal ligament

6　椎基底静脉 vertebral basilar vein

7　终丝和马尾 filum terminal and cauda equina

8　第 1 骶椎椎体 1st sacral vertebrae

9　髂总动脉 common iliac artery

10　前纵韧带 anterior longitudinal ligament

11　第 3 腰椎椎体 3rd lumbar vertebral body

12　第 2 腰椎间盘 2nd lumbar intervertebral disc

13　第 1 腰椎椎体 1th lumbar vertebral body

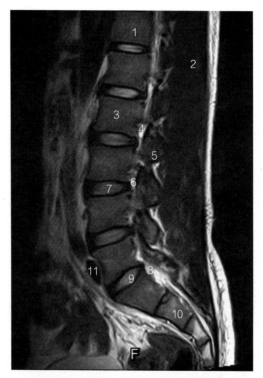

图 3-13 经脊柱腰、骶尾段的旁正中矢状断层 MR T₂ 加权图像

1 第 12 胸椎椎体 12th thoracic vertebral body

2 竖脊肌 erector spinae

3 第 2 腰椎椎体 2nd lumbar vertebral body

4 第 2 腰神经 2nd lumbar nerve   5 乳突 mastoid process

6 椎间孔 intervertebral foramen

7 第 3 腰椎间盘 3rd lumbar intervertebral disc

8 第 1 骶神经 1st sacral nerve

9 第 5 腰椎间盘 5th lumbar intervertebral disc

10 第 2 骶椎椎体 2nd sacral vertebral body

11 髂总动脉 common iliac artery

第四章　上肢 CT 与 MR 图像

第一节　肩部 CT 与 MR 图像

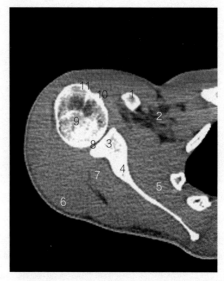

图 4-1　经肩关节下份的横断层 CT 图像（软组织窗）

1　锁骨 clavicle

2　喙肱肌 coracobrachialis

3　关节盂 glenoid cavity

4　肩胛骨 scapula

5　肩胛下肌 subscapularis

6　三角肌 deltoid

7　冈下肌 infraspinatus

8　肩关节腔 cavity of shoulder joint

9　肱骨头 head of humerus

10　肱骨小结节 lesser tubercle of humerus

11　肱骨大结节 greater tubercle of humerus

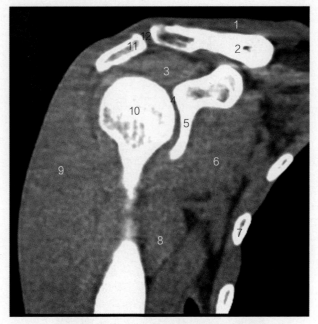

图 4-2 经肩关节的冠状断层 CT 图像（软组织窗）

1	斜方肌 trapezius	2	锁骨 clavicle
3	冈上肌 supraspinatus	4	肩关节 shoulder joint
5	关节盂 glenoid cavity	6	肩胛下肌 subscapularis
7	肋骨 rib	8	肱三头肌 triceps brachii
9	三角肌 deltoid	10	肱骨头 head of humerus
11	肩峰 acromion	12	肩锁关节 acromioclavicular joint

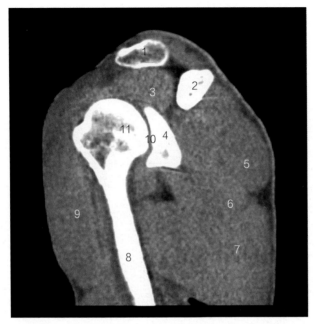

图 4-3 经肩关节的矢状断层 CT 图像（软组织窗）

1 肩峰 acromion	2 肩胛冈 spine of scapula
3 冈上肌 supraspinatus	4 关节盂 glenoid cavity
5 冈下肌 infraspinatus	6 小圆肌 teres minor
7 大圆肌 teres major	8 肱骨体 shaft of humerus
9 肱二头肌 biceps brachii	10 肩关节 shoulder joint
11 肱骨头 head of humerus	

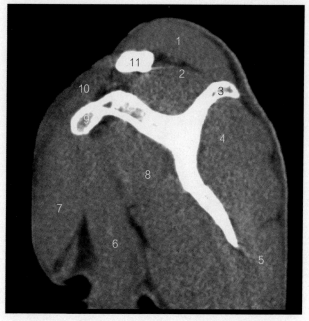

图 4-4　经肩胛冈的矢状断层 CT 图像（软组织窗）

1　斜方肌 trapezius　　　　　　　2　冈上肌 supraspinatus

3　肩胛冈 spine of scapula　　　　4　冈下肌 infraspinatus

5　小圆肌 teres minor　　　　　　6　喙肱肌 coracobrachialis

7　胸小肌 pectorails minor　　　　8　肩胛下肌 subscapularis

9　喙突 coracoid process　　　　　10　三角肌 deltoid

11　锁骨 clavicle

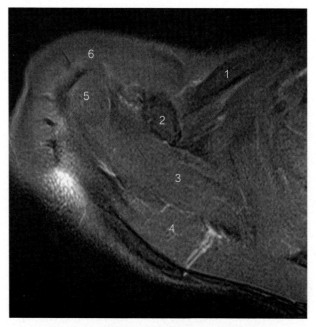

图 4-5 经肱骨头上份的横断层 MR T$_2$WI FS

1 锁骨 clavicle	2 喙突 coracoid process
3 冈上肌 supraspinatus	4 斜方肌 trapezius
5 肱骨头 head of humerus	6 三角肌 deltoid

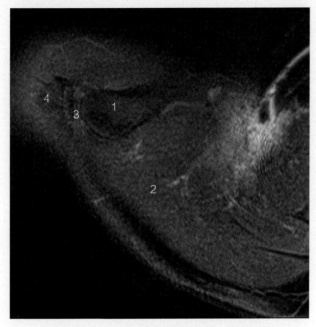

图 4-6　经肩锁关节的横断层 MR T$_2$WI FS

1　锁骨 clavicle   2　斜方肌 trapezius

3　肩锁关节 acromioclavicular joint   4　肩峰 acromial

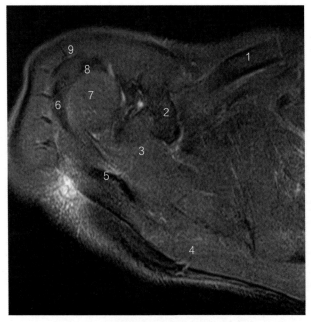

图 4-7　经肩胛冈的横断层 MR T$_2$WI FS

1　锁骨 clavicle
2　喙突 coracoid process
3　冈上肌 supraspinatus
4　背阔肌 latissimus dorsi
5　肩胛冈 spine of scapula
6　冈下肌腱 infraspinatus tendon
7　肱骨头 head of humerus
8　肱二头肌长头 long head of biceps brachii
9　三角肌 deltoid

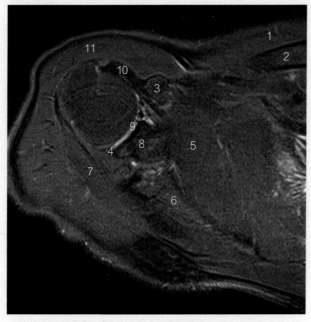

图 4-8　经盂肱韧带的横断层 MR T$_2$WI FS

1　胸大肌 pectoralis major

2　锁骨 clavicle

3　喙肱肌 coracobrachialis

4　后盂唇 posterior glenoid labium

5　肩胛下肌 subscapularis

6　肩胛骨 scapula

7　冈下肌 infraspinatus

8　关节盂 glenoid cavity

9　肩关节 shoulder joint

10　肱二头肌长头腱 tendon of long head of biceps brachii

11　三角肌 deltoid

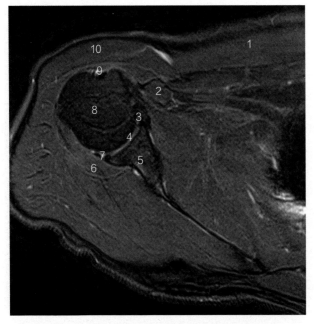

图 4-9 经肩关节盂唇的横断层 MR T$_2$WI FS

1 胸大肌 pectoralis major 2 喙肱肌 coracobrachialis
3 前盂唇 anterior glenoid labium 4 肩关节 shoulder joint
5 关节盂 glenoid cavity 6 冈下肌 infraspinatus
7 后盂唇 posterior glenoid labium 8 肱骨头 head of humerus
9 肱二头肌长头 long head of biceps brachii
10 三角肌 deltoid

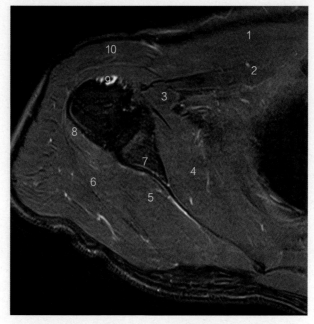

图 4-10　经肩关节下份的横断层 MR T$_2$WI FS

1　胸大肌 pectoralis major　　　　　2　胸小肌 pectoralis minor

3　喙肱肌 coracobrachialis　　　　　4　肩胛下肌 subscapularis

5　大圆肌 teres major　　　　　　　6　小圆肌 teres minor

7　关节盂 glenoid cavity　　　　　　8　冈下肌 infraspinatus

9　肱二头肌长头 long head of biceps brachii

10　三角肌 deltoid

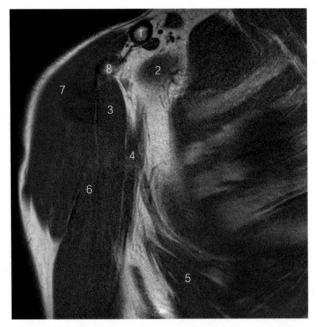

图 4-11　经腋血管神经束的冠状断层 MR T₁ 加权图像

1	锁骨 clavicle	2	肩胛下肌 subscapularis
3	喙肱肌 coracobrachialis	4	腋血管神经束 axillary neurovascular bundle
5	背阔肌 latissimus dorsi	6	肱二头肌 biceps brachii
7	三角肌 deltoid	8	喙突 coracoid process

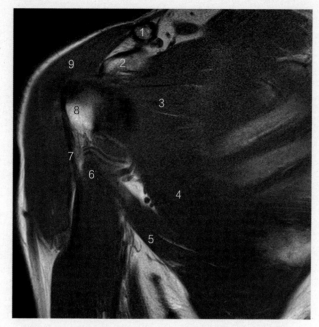

图 4-12   经肱骨小结节的冠状断层 MR T₁ 加权图像

1   锁骨 clavicle   2   喙突 coracoid process

3   肩胛下肌 subscapularis   4   大圆肌 teres major

5   背阔肌 latissimus dorsi   6   肱二头肌短头 short head of biceps brachii

7   肱二头肌长头 long head of biceps brachii

8   肱骨小结节 lesser tubercle of humerus

9   三角肌 deltoid

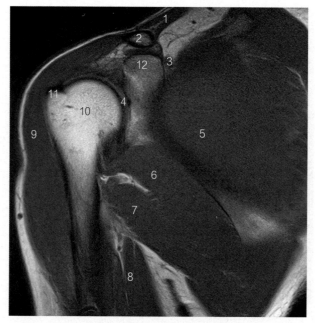

图 4-13　经肱骨头前份的冠状断层 MR T₁ 加权图像

1　斜方肌 trapezius

2　锁骨 clavicle

3　肩胛上动脉及神经 suprascapular artery and nerve

4　肩关节 shoulder joint

5　肩胛下肌 subscapularis

6　大圆肌 teres major

7　背阔肌 latissimus dorsi

8　肱三头肌长头 long head of triceps brachii

9　三角肌 deltoid

10　肱骨头 head of humerus

11　大结节 greater tubercle

12　肩胛骨 scapula

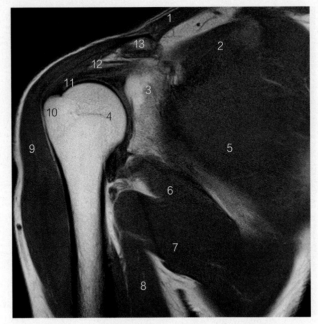

图 4-14　经喙肩韧带的冠状断层 MR T₁ 加权图像

1　斜方肌 trapezius	2　冈上肌 supraspinatus
3　肩胛骨 scapula	4　肱骨头 head of humerus
5　肩胛下肌 subscapularis	6　大圆肌 teres major
7　背阔肌 latissimus dorsi	8　肱三头肌 triceps brachii
9　三角肌 deltoid	10　大结节 greater tubercle
11　冈上肌腱 supraspinatus tendon	
12　喙肩韧带 coracoacromial ligament	13　锁骨 clavicle

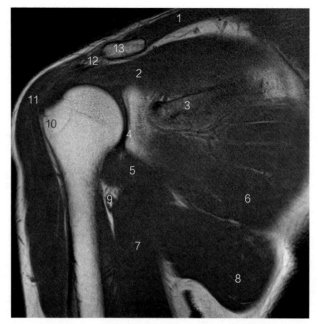

图 4-15 经四边孔的冠状断层 MR T$_1$ 加权图像

1	斜方肌 trapezius	2	冈上肌 supraspinatus
3	肩胛冈 spine of scapula	4	关节盂 glenoid cavity
5	小圆肌 teres minor	6	冈下肌 infraspinatus
7	肱三头肌长头 long head of triceps brachii		
8	背阔肌 latissimus dorsi	9	四边孔 quadrilateral foramen
10	大结节 greater tubercle	11	三角肌 deltoid
12	肩峰 acromion	13	锁骨 clavicle

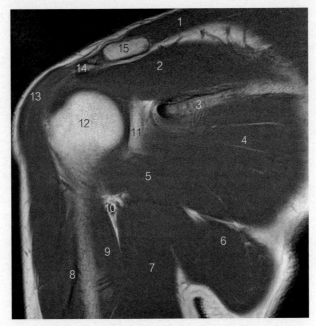

图 4-16 经肩关节后份的冠状断层 MR T₁ 加权图像

1 斜方肌 trapezius   2 冈上肌 supraspinatus

3 肩胛冈 spine of scapula   4 冈下肌 infraspinatus

5 小圆肌 teres minor   6 背阔肌 latissimus dorsi

7 肱三头肌长头 long head of triceps brachii

8 肱三头肌外侧头 lateral head of triceps brachii

9 肱三头肌内侧头 medial head of triceps brachii

10 四边孔 quadrilateral foramen   11 关节盂 glenoid cavity

12 肱骨头 head of humerus   13 三角肌 deltoid

14 肩峰 acromion   15 锁骨 clavicle

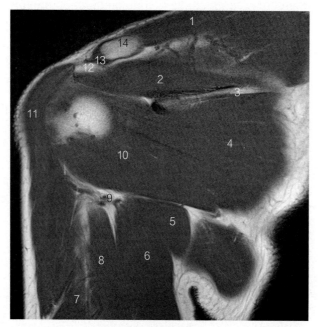

图 4-17　经肱骨头后份的冠状断层 MR T₁加权图像

1　斜方肌 trapezius	2　冈上肌 supraspinatus
3　肩胛冈 spine of scapula	4　冈下肌 infraspinatus
5　背阔肌 latissimus dorsi	6　肱三头肌长头 long head of triceps brachii
7　肱三头肌外侧头 lateral head of triceps brachii	
8　肱三头肌内侧头 medial head of triceps brachii	
9　血管神经束 neurovascular bundle	
10　小圆肌 teres minor	11　三角肌 deltoid
12　肩峰 acromion	13　肩锁关节 acromioclavicular joint
14　锁骨 clavicle	

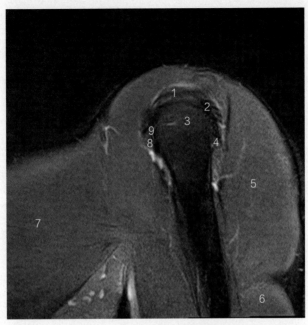

图 4-18 经肱二头肌长头腱的矢状断层 MR T$_2$WI FS

1 冈上肌 supraspinatus
2 冈下肌 infraspinatus
3 肱骨头 head of humerus
4 小圆肌 teres minor
5 三角肌 deltoid
6 肱三头肌 triceps brachii
7 胸大肌 pectoralis major
8 小结节 lesser tubercle
9 肱二头肌长头腱 tendon of long head of biceps brachii

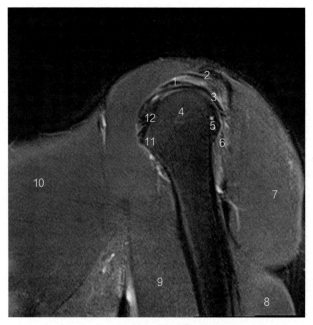

图 4-19 经肩峰的矢状断层 MR T$_2$WI FS

1	冈上肌 supraspinatus	2	肩峰 acromion
3	冈下肌 infraspinatus	4	肱骨头 head of humerus
5	肱骨大结节 greater tubercle	6	小圆肌 teres minor
7	三角肌 deltoid	8	肱三头肌 triceps brachii
9	肱二头肌 biceps brachii	10	胸大肌 pectoralis major
11	肱骨小结节 lesser tubercle	12	肩胛下肌 subscapularis

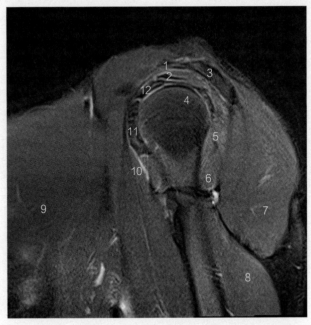

图 4-20 经肱二头肌短头的矢状断层 MR T$_2$WI FS

1 喙肩韧带 coracoacromial ligament   2 冈上肌 supraspinatus

3 肩胛冈 spine of scapula   4 肱骨头 head of humerus

5 冈下肌 infraspinatus   6 小圆肌 teres minor

7 三角肌 deltoid   8 肱三头肌 triceps brachii

9 胸大肌 pectoralis major

10 肱二头肌短头 short head of biceps brachii

11 肩胛下肌 subscapularis

12 肱二头肌长头 long head of biceps brachii

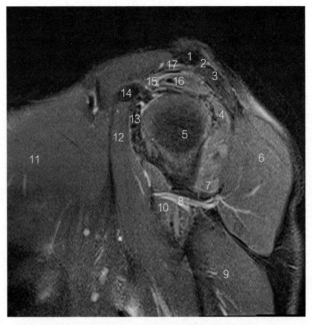

图 4-21　经肩锁关节的矢状断层 MR T$_2$WI FS

1　锁骨 clavicle

2　肩锁关节 acromioclavicular joint

3　肩峰 acromion

4　冈下肌 infraspinatus

5　肱骨头 head of humerus

6　三角肌 deltoid

7　小圆肌 teres minor

8　腋神经及旋肱后动脉 axillary nerve and posterior humeral circumflex artery

9　肱三头肌 triceps brachii

10　大圆肌 teres major

11　胸大肌 pectoralis major

12　喙肱肌 coracobrachialis

13　肩胛下肌 subscapularis

14　喙突 coracoid process

15　肩袖间隙 rotator interval

16　冈上肌 supraspinatus

17　喙肩韧带 coracoacromial ligament

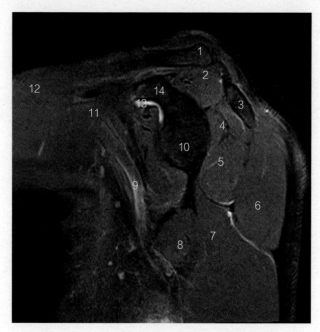

图 4-22 经肩关节盂的矢状断层 MR T₂WI FS

1 锁骨 clavicle
2 冈上肌 supraspinatus
3 肩胛冈 spine of scapula
4 冈下肌 infraspinatus
5 小圆肌 teres minor
6 三角肌 deltoid
7 肱三头肌长头 long head of triceps brachii
8 大圆肌 teres major
9 腋窝血管神经束 axillary neurovascular bundle
10 关节盂 glenoid cavity
11 胸小肌 pectoralis minor
12 胸大肌 pectoralis major
13 喙突下滑囊 bursa mucosa of inferior coracoid pocess
14 喙突 coracoid prcess

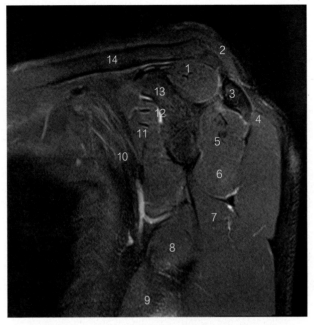

图 4-23 经喙突下滑囊的矢状断层 MR T₂WI FS

1 冈上肌 supraspinatus

2 斜方肌 trapezius

3 肩胛冈 spine of scapula

4 三角肌 deltoid

5 冈下肌 infraspinatus

6 小圆肌 teres minor

7 肱三头肌 triceps brachii

8 大圆肌 teres major

9 背阔肌 latissimus dorsi

10 腋窝血管神经束 axillary neurovascular bundle

11 肩胛下肌 subscapularis

12 喙突下滑囊 bursa mucosa of inferior coracoid pocess

13 喙突 coracoid process

14 锁骨 clavicle

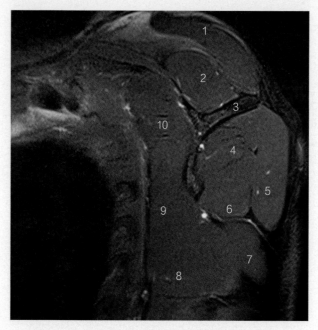

图 4-24 经肩胛冈内侧份的矢状断层 MR T₂WI FS

1 斜方肌 trapezius	2 冈上肌 supraspinatus
3 肩胛冈 spine of scapula	4 冈下肌 infraspinatus
5 三角肌 deltoid	6 小圆肌 teres minor
7 肱三头肌长头 long head of triceps brachii	
8 背阔肌 latissimus dorsi	9 大圆肌 teres major
10 肩胛下肌 subscapularis	

第二节 臂部 CT 与 MR 图像

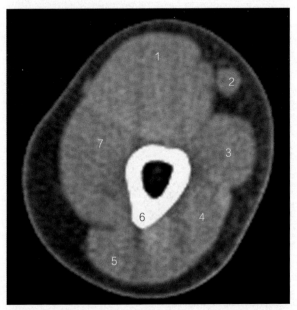

图 4-25 经上臂中份的横断层 CT 图像（软组织窗）

1　肱二头肌 biceps brachii

2　贵要静脉 basilic vein

3　肱三头肌内侧头 medial head of triceps brachii

4　肱三头肌长头 long head of triceps brachii

5　肱三头肌外侧头 lateral head of triceps brachii

6　肱骨 humerus

7　肱肌 brachialis

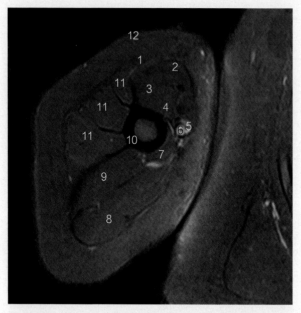

图 4-26　经臂上份的横断层 MR T_1 加权图像

1　胸大肌 ectopectoralis

2　肱二头肌短头 short head of biceps brachii

3　肱二头肌长头 long head of biceps brachii

4　喙肱肌 coracobrachialis

5　肱静脉 brachial vein

6　肱动脉 brachial artery

7　肱三头肌内侧头 medial head of triceps brachii

8　肱三头肌长头 long head of triceps brachii

9　肱三头肌外侧头 lateral head of triceps brachii

10　肱骨 humerus

11　三角肌 deltoid

12　头静脉 cephalic vein

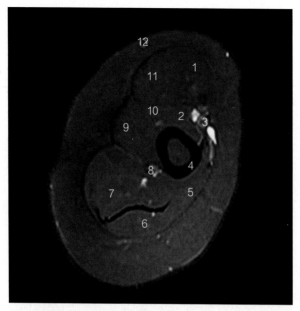

图 4-27 经臂中份的横断层 MR T₂WI FS

1 肱二头肌短头 short head of biceps brachii

2 喙肱肌 coracobrachialis

3 肱动脉 brachial artery

4 肱骨 humerus

5 肱三头肌内侧头 medial head of triceps brachii

6 肱三头肌长头 long head of triceps brachii

7 肱三头肌外侧头 lateral head of triceps brachii

8 桡侧副动脉 arteriae collateralis radialis

9 三角肌 deltoid

10 肱肌 brachialis

11 肱二头肌长头 long head of biceps brachii muscle

12 头静脉 cephalic vein

第三节 肘部 CT 与 MR 图像

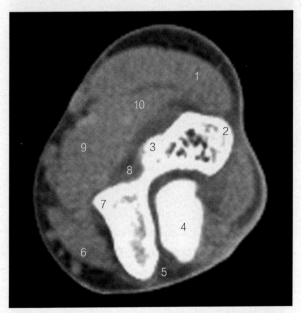

图 4-28 经肘关节上份的横断层 CT 图像（软组织窗）

1　旋前圆肌 pronator teres

2　肱骨内上髁 medial epicondyle

3　肱骨滑车 trochlea of humerus

4　尺骨鹰嘴 ulnar olecranon

5　肘肌 anconeus

6　桡侧腕长、短伸肌 extensor carpi radialis longus and brevis

7　肱骨小头 capitulum of humerus

8　冠突窝 fossea coronidea

9　肱桡肌 brachioradialis

10　肱肌 brachialis

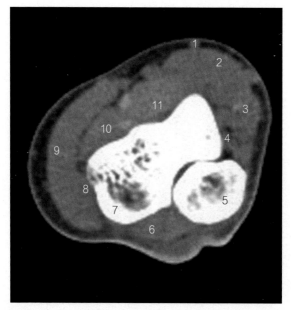

图 4-29　经肘关节下份的横断层 CT 图像（软组织窗）

1　正中静脉 median cephalic vein　　　2　旋前圆肌 pronator teres

3　桡侧腕长、短伸肌 extensor carpi radialis longus and brevis

4　尺侧副韧带 ulnar collateral ligament　　5　尺骨鹰嘴 ulnar olecranon

6　肘肌 anconeus　　　　　　　　　　　7　肱骨小头 capitulum of humerus

8　桡侧副韧带 radial collateral ligament　　9　肱桡肌 brachioradialis

10　肱二头肌腱 tendon of biceps brachii

11　肱肌 brachialis

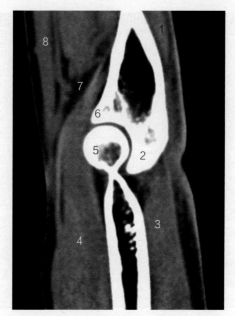

图 4-30 经肘关节的矢状断层 CT 图像（软组织窗）

1　指深屈肌 flexor digitorum profundus　　2　尺骨鹰嘴 ulnar olecranon

3　肱三头肌和肌腱 triceps brachii and tendon

4　肱肌 brachialis　　　　　　　　　　　5　肱骨滑车 trochlea of humerus

6　尺骨冠突 ulnar coronoid process　　　7　肱动脉 brachial artery

8　旋前圆肌 pronator teres

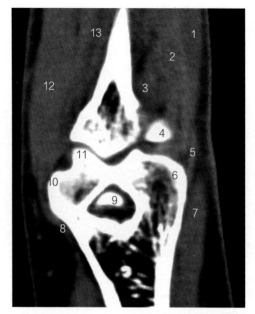

图 4-31 经肘关节的冠状断层 CT 图像（软组织窗）

1 指伸肌 extensor digitorum	2 尺侧腕伸肌 extensor carpi ulnaris
3 肘肌 anconeus	4 桡骨头 head of radius
5 伸肌总腱 common extensor tendon	6 肱骨小头 capitulum of humerus
7 桡侧腕长伸肌 extensor digitorum	8 屈肌总腱 common flex tendon
9 鹰嘴 olecranon	10 内上髁 medial epicondyle
11 肱骨滑车 trochlea of humerus	12 尺侧腕屈肌 flexor carpi ulnaris
13 指深屈肌 flexor digitorum profundus	

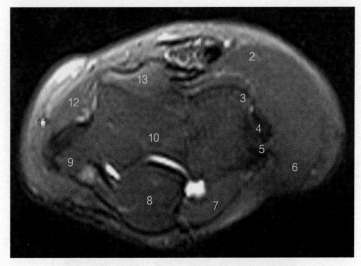

图 4-32　经肘关节上份的横断层 MR T₂WI FS

1　肱二头肌腱 tendon of biceps brachii　　2　肱桡肌 brachioradialis

3　肱骨小头 capitulum of humerus

4　桡侧副韧带 radial collateral ligament

5　肱骨外上髁 lateral epicondyle

6　桡侧腕长、短伸肌 extensor carpi radialis longus and brevis

7　肘肌 anconeus　　　　　　　　　　8　尺骨鹰嘴 ulnar olecranon

9　肱骨内上髁 medial epicondyle of humerus

10　肱骨滑车 trochlea of humerus　　　11　贵要静脉 basilic vein

12　旋前圆肌 pronator teres　　　　　　13　肱肌 brachialis

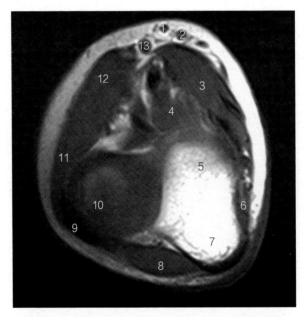

图 4-33 经肘关节下份的横断层 MR T₁ 加权图像

1 头静脉 cephalic vein
2 贵要静脉 basilic vein
3 旋前圆肌 pronator teres
4 肱肌 brachialis
5 肱骨滑车 trochlea of humerus
6 指深屈肌 flexor digitorum profundus
7 尺骨鹰嘴 ulnar olecranon
8 肘肌 anconeus
9 桡骨环状韧带 annular ligament of radius
10 桡骨头 head of radius
11 桡侧腕长、短伸肌 extensor carpi radialis longus and brevis
12 肱桡肌 brachioradialis
13 肱静脉 brachial vein

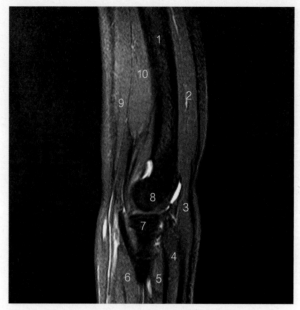

图 4-34　经肘关节的矢状断层 MR T₂WI FS

1　肱骨体 body of humerus	2　肱三头肌 triceps brachii
3　肘肌 anconeus	4　尺侧腕伸肌 extensor carpi ulnaris
5　旋后肌 supinator	6　旋后肌 supinator
7　桡骨头 head of radius	8　肱骨小头 capitulum of humerus
9　肱二头肌 biceps brachii	10　肱肌 brachialis

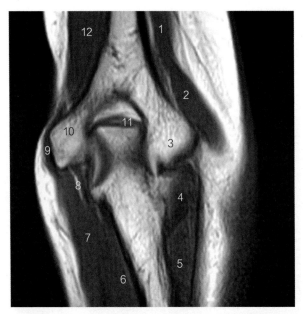

图 4-35 经肘关节的冠状断层 MR T₁ 加权图像

1　肱二头肌 biceps brachii　　2　桡侧腕长伸肌 extensor carpi radialis longus

3　肱骨小头 capitulum of humerus

4　肘肌 anconeus　　5　尺侧腕伸肌 extensor carpi ulnaris

6　指深屈肌 flexor digitorum profundus

7　尺侧腕屈肌 flexor carpi ulnaris

8　尺神经 ulnar nerve　　9　屈肌总腱 common flex tendon

10　内上髁 medial epicondyle

11　鹰嘴 olecranon　　12　肱肌 brachialis

第四节　前臂部 CT 与 MR 图像

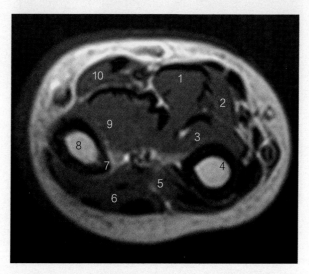

图 4-36　经前臂中份的横断层 MR T$_1$ 加权图像

1　指浅屈肌 flexor digitorum superficialis　　2　尺侧腕屈肌 flexor carpi ulnaris

3　指深屈肌 flexor digitorum profundus　　4　尺骨 ulna

5　拇长展肌 abductor pollicis longus　　6　指伸肌 extensor digitorum

7　骨间缘 interosseous border　　8　桡骨 radius

9　拇长屈肌 abductor pollicis longus

10　桡侧腕屈肌 flexor carpi radialis

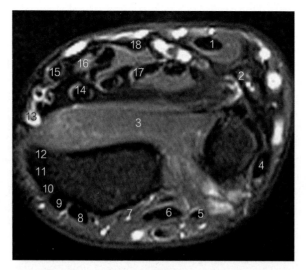

图 4-37 经前臂下份的横断层 MR T₂WI FS

1 尺侧腕屈肌腱 tendon of flexor carpi ulnaris 2 尺神经 ulnar nerve

3 旋前方肌 pronator quadratus

4 尺侧腕伸肌腱 tendon of extensor carpi ulnaris

5 小指伸肌腱 tendon of extensor digiti minimi

6 指伸肌腱 tendon of extensor digitorum

7 示指伸肌 extensor indicis 8 拇长伸肌 extensor pollicis longus

9 桡侧腕短伸肌腱 tendon of extensor carpi radialis brevis

10 桡侧腕长伸肌 extensor carpi radialis longus

11 拇短伸肌 extensor pollicis brevis

12 拇长展肌 abductor pollicis longus 13 桡动脉 radial artery

14 拇长屈肌腱 tendon of flexor pouicis longus

15 桡侧腕屈肌 flexor carpi radialis 16 正中神经 median nerve

17 指深屈肌 flexor digitorum profundus

18 指浅屈肌 flexor digitorum superficialis

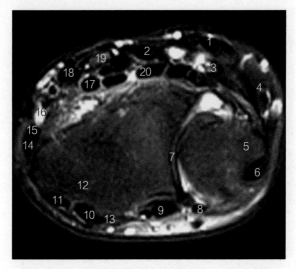

图 4-38 经远侧尺桡关节的横断层 MR T₂WI FS

1 尺侧腕屈肌 flexor carpi ulnaris

2 指浅屈肌 flexor digitorum superficialis

3 尺神经 ulnar nerve 　　　　4 小鱼际 hypothenar

5 尺骨 ulna 　　　　6 尺侧腕伸肌 extensor carpi ulnaris

7 远侧尺桡关节 distal radioulnar joint 　　8 小指伸肌 extensor digiti minimi

9 指伸肌 extensor digitorum

10 桡侧腕短伸肌 extensor carpi radialis brevis

11 桡侧腕长伸肌 extensor carpi radialis longus

12 桡骨 radius 　　　　13 拇长伸肌 extensor pollicis longus

14 拇短伸肌 extensor pollicis brevis

15 拇长展肌 abductor pollicis longus

16 桡动脉 radial artery

17 拇长屈肌 flexor pouicis longus 　　18 桡侧腕屈肌 flexor carpi radialis

19 正中神经 median nerve

20 指深屈肌 flexor digitorum profundus

第五节 手、腕部 CT 与 MR 图像

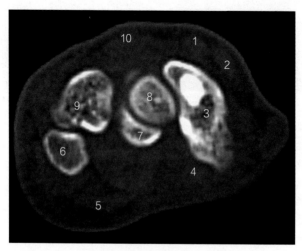

图 4-39 经近侧列腕骨的横断层 CT 图像（骨窗）

1 桡侧腕短伸肌腱 tendon of extensor carpi radialis brevis

2 桡侧腕长伸肌腱 tendon of extensor carpi radialis longus

3 舟骨 scaphoid bone

4 桡侧腕屈肌腱 tendon of flexor carpi radialis

5 尺侧腕屈肌腱 tendon of flexor carpi ulnaris

6 豌豆骨 pisiform bone   7 钩骨 hamate bone

8 头状骨 capitate bone   9 三角骨 triquetral bone

10 指伸肌腱 tendon of extensor digitorum

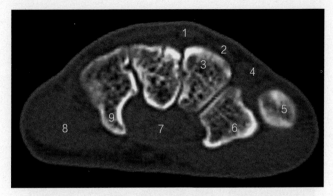

图 4-40 经远侧列腕骨的横断层 CT 图像（骨窗）

1 桡侧腕短伸肌腱 tendon of extensor carpi radialis brevis

2 桡侧腕长伸肌腱 tendon of extensor carpi radialis longus

3 小多角骨 trapezoid bone   4 拇长伸肌腱 tendon of extensor pollicis

5 第 1 掌基底骨 1st metacarpal bone

6 大多角骨 trapezium bone   7 腕管 brachial canal

8 小指展肌腱 tendon of abductor digiti minimi

9 钩骨钩 hamulus of hamate bone

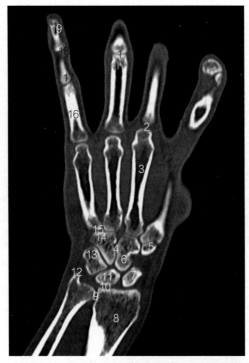

图 4-41　经尺骨茎突的冠状断层 CT 图像（骨窗）

1　近侧指间关节 proximal inter phalangeal joint

2　掌指关节 metacarpophalangeal joint　　3　第 3 掌骨 3rd metacarpal bone

4　腕骨间关节 intercarpal joint　　5　小多角骨 trapezoid bone

6　头状骨 capitate bone　　7　舟骨 scaphoid bone

8　桡骨 radius

9　远侧尺桡关节 distal radioulnar joint

10　腕关节 carpal joint　　11　月骨 lunate bone

12　尺骨茎突 processus styloideus ulnae　　13　三角骨 triquetral bone

14　钩骨 hamate bone　　15　腕掌关节 carpometacarpal joint

16　近节指骨 proximal phalanx　　17　中节指骨 middle phalanx

18　远侧指间关节 distal interphalangeal joint

19　远节指骨 distal phalanx

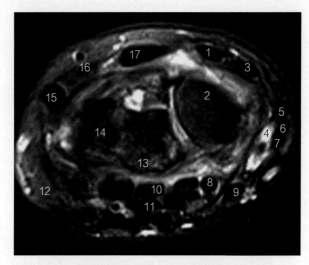

图 4-42　经近侧列腕骨近侧份的横断层 MR T$_2$WI FS

1　桡侧腕短伸肌腱 tendon of extensor carpi radialis brevis

2　舟骨 scaphoid bone

3　桡侧腕长伸肌腱 tendon of extensor carpi radialis longus

4　桡动脉 radial artery

5　拇长伸肌腱 tendon of extensor pollicis longus

6　拇短伸肌腱 tendon of extensor pollicis brevis

7　拇长展肌腱 tendon of abductor pollicis longus

8　拇长屈肌腱 tendon of flexor pollicis longus

9　桡侧腕屈肌腱 tendon of flexor carpi radialis

10　指深屈肌腱 tendon of flexor digitorum profundus

11　指浅屈肌腱 tendon of flexor digitorum superficialis

12　小鱼际 hypothenar　　　　　　　　　13　月骨 lunate bone

14　三角骨 triquetral bone

15　尺侧腕伸肌腱 tendon of extensor carpi ulnaris

16　小指伸肌腱 tendon of extensor digiti minimi

17　指伸肌腱 tendon of extensor digitorum

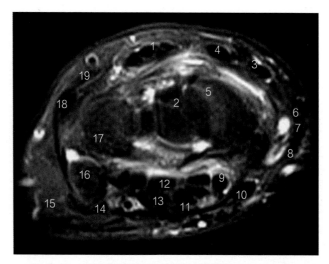

图 4-43 经远侧列腕骨远侧份的横断层 MR T$_2$WI FS

1 指伸肌腱 tendon of extensor digitorum

2 头状骨 capitate bone

3 桡侧腕长伸肌腱 tendon of extensor carpi radialis longus

4 桡侧腕短伸肌腱 tendon of extensor carpi radialis brevis

5 舟骨 scaphoid bone

6 拇长伸肌腱 tendon of extensor pollicis longus

7 拇短伸肌腱 tendon of extensor pollicis brevis

8 拇长展肌腱 tendon of abductor pollicis longus

9 拇长屈肌腱 tendon of flexor pollicis longus

10 桡侧腕屈肌腱 tendon of flexor carpi radialis

11 腕管支持带 tenaculum of carpal canal

12 指深屈肌腱 tendon of flexor digitorum profundus

13 指浅屈肌腱 tendon of flexor digitorum superficialis

14 尺侧腕屈肌腱 tendon of flexor carpi ulnaris

15 小鱼际 hypothenar

16 豌豆骨 pisiform bone

17 三角骨 triquetral bone

18 尺侧腕伸肌腱 tendon of extensor carpi ulnaris

19 小指伸肌腱 tendon of extensor digiti minimi

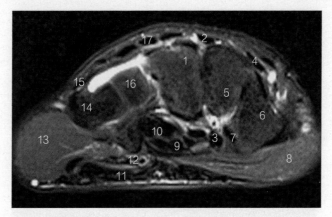

图 4-44　经腕掌关节的横断层 MR T$_2$WI FS

1　头状骨 capitate bone　　　　2　桡侧腕短伸肌 extensor carpi radialis brevis

3　拇长屈肌 flexor pouicis longus

4　桡侧腕长伸肌腱 tendon of extensor carpi radialis longus

5　小多角骨 trapezoid bone　　6　大多角骨 trapezium bone

7　桡侧腕屈肌腱 tendon of flexor carpi radialis

8　大鱼际 thenar

9　指浅屈肌腱 tendon of flexor digitorum superficialis

10　指深屈肌腱 tendon of flexor digitorum profundus

11　掌腱膜 palmar aponeurosis　　12　尺神经 ulnar nerve

13　小鱼际 hypothenar　　　　14　第五掌骨 5th metacarpal bone

15　小指伸肌腱 tendon of extensor digiti minimi

16　第四掌骨 4th metacarpal bone

17　指伸肌腱 tendon of extensor digitorum

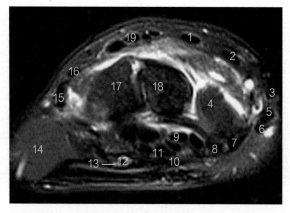

图 4-45　经远侧列腕骨间的横断层 MR T$_2$WI FS

1　桡侧腕短伸肌 extensor carpi radialis brevis

2　桡侧腕长伸肌 extensor carpi radialis longus

3　拇长伸肌 extensor pollicis longus　　4　舟骨 scaphoid bone

5　拇短伸肌 extensor pollicis brevis　　6　拇长展肌 abductor pollicis longus

7　桡侧腕屈肌 flexor carpi radialis

8　拇长屈肌 flexor pouicis longus

9　指深屈肌 flexor digitorum profundus

10　腕管支持带 tenaculum of carpal canal

11　指浅屈肌 flexor digitorum superficialis

12　尺管 ulnar canal　　13　尺神经 ulnar nerve

14　小鱼际 hypothenar

15　尺侧腕伸肌 extensor carpi ulnaris　　16　小指伸肌 extensor digiti minimi

17　钩骨 hamate bone　　18　头状骨 capitate bone

19　指伸肌 extensor digitorum

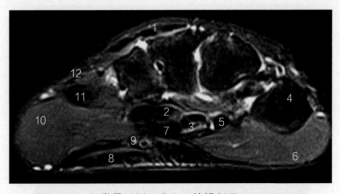

图 4-46　经掌骨近侧四分之一的横断层 MR T$_2$WI FS

1　指伸肌 extensor digitorum　　　　　2　指深屈肌 flexor digitorum profundus

3　正中神经 median nerve　　　　　　4　第一掌骨 1st metacarpal bone

5　拇长屈肌腱 tendon of flexor pollicis longus

6　大鱼际 thenar

7　指浅屈肌腱 tendon of flexor digitorum superficialis

8　掌腱膜 palmar aponeurosis　　　　　9　尺神经 ulnar nerve

10　小鱼际 hypothenar　　　　　　　11　第五掌骨 5th metacarpal bone

12　小指伸肌腱 tendon of extensor digiti minimi

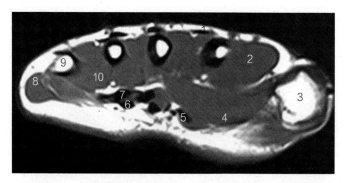

图 4-47 经掌骨中远四分之一的横断层 MR T₁ 加权图像

1 伸肌腱 tendon of extensor   2 骨间背侧肌 dorsal interossei

3 拇指近节指骨 proximal phalanx of thumb

4 拇收肌 adductor pollicis   5 拇长屈肌 flexor pollicis longus

6 指浅屈肌 flexor digitorum superficialis

7 指深屈肌 flexor digitorum profundus

8 小鱼际 hypothenar   9 第五掌骨 5th metacarpal bone

10 骨间掌侧肌 palmar interossei

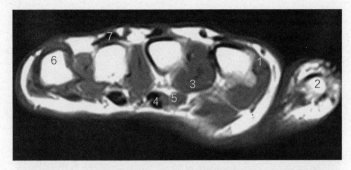

图 4-48　经掌骨远侧四分之一的横断层 MR T_1 加权图像

1 骨间背侧肌 dorsal interossei　　2 拇指近节指骨 proximal phalanx of thumb

3 骨间掌侧肌 palmar interossei　　4 屈肌腱 tendon of flexor

5 蚓状肌 lumbricales　　6 第五掌骨 5th metacarpal bone

7 伸肌腱 tendon of extensor

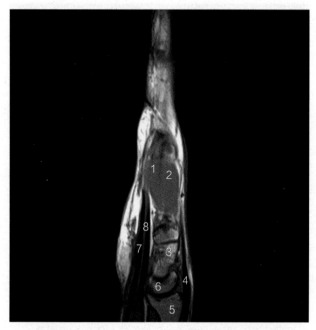

图 4-49 经舟骨外侧份的矢状断层 MR T₁ 加权图像

1 骨间掌侧肌 palmar interossei
2 骨间背侧肌 dorsal interossei
3 头状骨 capitate bone
4 伸肌腱 tendon of extensor
5 桡骨 radius
6 月骨 lunate bone
7 指浅屈肌腱 tendon of flexor digitorum superficialis
8 指深屈肌腱 tendon of flexor digitorum profundus

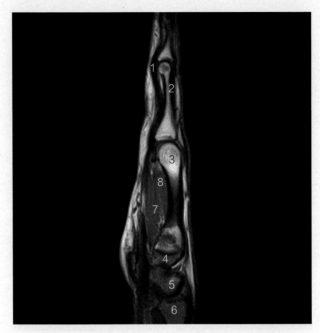

图 4-50　经小多角骨的矢状断层 MR T₁加权图像

1　指深屈肌 flexor digitorum profundus　　　2　伸肌腱 tendon of extensor

3　第二掌骨 2nd metacarpal bone　　　4　小多角骨 trapezoid bone

5　舟骨 scaphoid bone　　　6　桡骨 radius

7　蚓状肌 lumbricales　　　8　骨间掌侧肌 palmar interossei

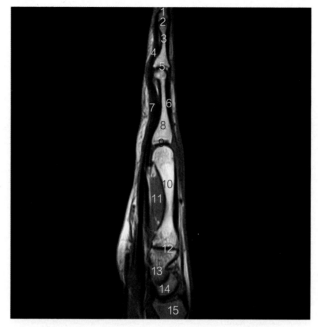

图 4-51　经月骨的矢状断层 MR T₁ 加权图像

1　远节指骨 distal phalanx

2　远侧指间关节　distal interphalangeal joint

3　中节指骨 middle phalanx

4　指深屈肌腱 tendon of flexor digitorum profundus

5　近侧指间关节 proximal interphalangeal joint

6　伸肌腱 tendon of extensor

7　指浅屈肌腱 tendon of flexor digitorum superficialis

8　近节指骨 proximal phalanx　9　掌指关节 metacarpophalangeal joints

10　第三掌骨 3rd metacarpal bone　11　骨间掌侧肌 palmar interossei

12　腕掌关节 carpometacarpal joints　13　头状骨 capitate bone

14　月骨 lunate bone　15　桡骨 radius

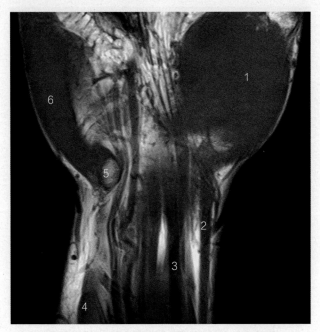

图 4-52   经豌豆骨的冠状断层 MR T₁ 加权图像

1   大鱼际 thenar

2   桡侧腕屈肌腱 tendon of flexor carpi radialis

3   指浅屈肌腱 tendon of flexor digitorum superficialis

4   尺侧腕屈肌 flexor carpi ulnaris

5   豌豆骨 pisiform bone

6   小鱼际 hypothenar

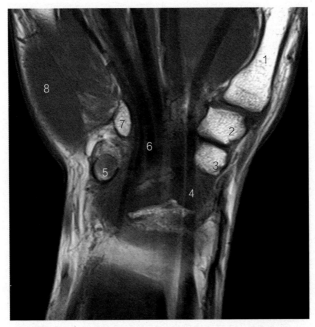

图 4-53 经大多角骨的冠状断层 MR T₁ 加权图像

1 第一掌骨 1st metacarpal bone　　　　2 大多角骨 trapezium bone

3 舟骨 scaphoid bone

4 拇长屈肌腱 tendon of flexor pollicis longus

5 豌豆骨 pisiform bone

6 指深屈肌腱 tendon of flexor digitorum profundus

7 钩骨钩 hamulus of hamate bone　　　　8 小鱼际 hypothenar

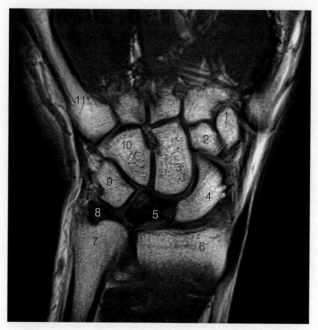

图 4-54　经三角软骨盘的冠状断层 MR T₁ 加权图像

1　大多角骨 trapezium bone

2　小多角骨 trapezoid bone

3　头状骨 capitate bone

4　舟骨 scaphoid bone

5　月骨 lunate bone

6　桡骨 radius

7　尺骨 ulna

8　三角软骨盘 triangular fibrocartilage

9　三角骨 triquetral bone

10　钩骨 hamate bone

11　第五掌骨 5th metacarpal bone

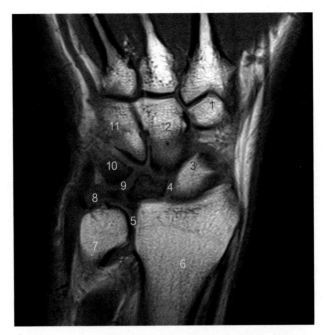

图 4-55 经下尺桡关节的冠状断层 MR T₁ 加权图像

1 小多角骨 trapezoid bone	2 头状骨 capitate bone
3 舟骨 scaphoid bone	4 舟月韧带 scapholunate ligament
5 下尺桡关节 distal radioulnar joint	6 桡骨 radius
7 尺骨 ulna	
8 三角纤维软骨 triangular fibrocartilage	
9 月三角韧带 lunatotriquetral ligament	10 三角骨 triquetral bone
11 钩骨 hamate bone	

第五章　下肢 CT 与 MR 图像

第一节　髋部 CT 与 MR 图像

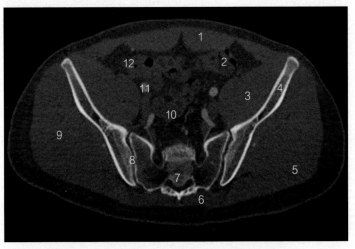

图 5-1　经骶髂关节的横断层 CT 图像（骨窗）

1　腹直肌 rectus abdominis

2　乙状结肠 sigmoid colon

3　髂肌 iliacus

4　髂骨翼 ala of ilium

5　臀大肌 gluteus maximus

6　竖脊肌 erector spinae

7　第 3 骶椎 3rd sacral vertebrae

8　骶髂关节 sacroiliac joint

9　臀中肌 gluteus medius

10　直肠 rectum

11　髂外动脉 external iliac artery

12　盲肠 cecum

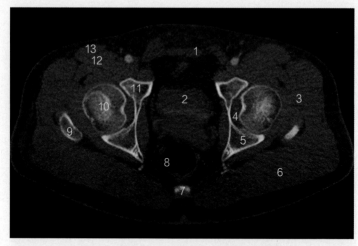

图 5-2 经股骨头的横断层 CT 图像（骨窗）

1	腹直肌 rectus abdominis	2	膀胱 urinary bladder
3	臀中肌 gluteus medius	4	髋臼窝 acetabular fossa
5	坐骨体 body of ischium	6	臀大肌 gluteus maximus
7	尾骨 coccyx	8	直肠 rectum
9	大转子 greater trochanter	10	股骨头 femoral head
11	耻骨体 body of pubis	12	髂腰肌 iliopsoas
13	缝匠肌 sartorius		

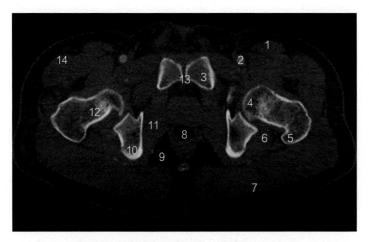

图 5-3　经股骨颈的横断层 CT 图像（骨窗）

1　缝匠肌 sartorius	2　股动脉 femoral artery
3　耻骨上支 superior ramus of pubis	4　股骨头 head of femur
5　大转子 greater trochanter	6　股方肌 quadratus femoris
7　臀大肌 gluteus maximus	8　肛管 anal canal
9　坐骨肛门窝 ischioanal fossa	10　坐骨体 body of ischium
11　闭孔内肌 obturator internus	12　股骨颈 neck of femur
13　耻骨联合 pubic symphysis	14　阔筋膜张肌 tensor fasciae latae

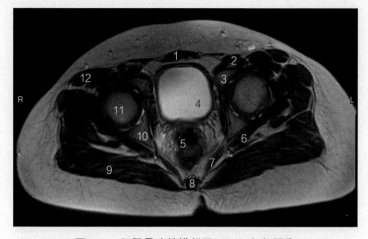

图 5-4　经股骨头的横断层 MR T₁ 加权图像

1　腹直肌 rectus abdominis	2　股动、静脉 femoral artery and vein
3　耻骨体 body of pubic	4　膀胱 urinary bladder
5　直肠 rectum	6　上孖肌 gemellus superior
7　肛提肌 levator ani	8　尾骨 coccyx
9　臀大肌 gluteus maximus	10　坐骨体 body of ischium
11　股骨头 head of femur	12　阔筋膜张肌 tensor fasciae latae

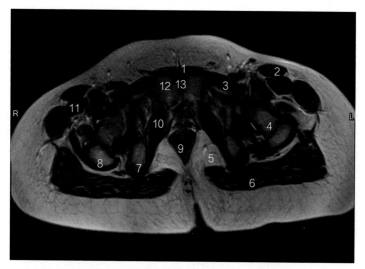

图 5-5 经股骨颈横断层的 MR T₁ 加权图像

1	腹直肌 rectus abdominis	2	缝匠肌 sartorius
3	耻骨肌 pectineus	4	股骨颈 neck of femur
5	坐骨肛门窝 ischioanal fossa	6	臀大肌 gluteus maximus
7	坐骨结节 ischial tuberosity	8	大转子 greater trochanter
9	肛管 anal canal	10	闭孔内肌 obturator internus
11	股直肌 rectus femoris	12	耻骨上支 superior ramus of pubis
13	耻骨联合 pubic symphysis		

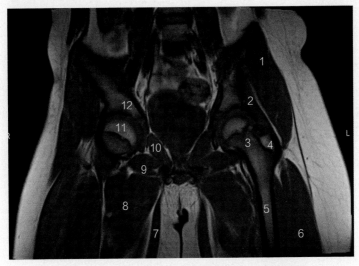

图 5-6 经股骨颈的冠状断层 MR T₁ 加权图像

1 臀中肌 gluteus medius	2 臀小肌 gluteus minimus
3 股骨颈 femoral neck	4 大转子 greater trochanter
5 股骨 femur	6 股外侧肌 vastus lateralis
7 股薄肌 glacilis muscle	8 大收肌 adductor magnus
9 闭孔外肌 obturator externus	10 闭孔内肌 obturator internus
11 股骨头 femoral head	12 髋臼 acetabulum

第二节 股部 CT 与 MR 图像

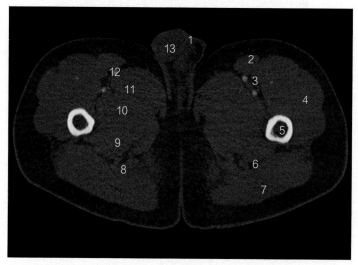

图 5-7　经臀大肌下份的横断层 CT 图像（骨窗）

1 　阴囊 scrotum	2 　缝匠肌 sartorius
3 　股静脉 femoral vein	4 　股外侧肌 vastus lateralis
5 　股骨 femur	6 　坐骨神经 sciatic nerve
7 　臀大肌 gluteus maximus	8 　股二头肌长头 long head of biceps femoris
9 　大收肌 adductor magnus	10 　短收肌 adductor brevis
11 　长收肌 adductor longus	12 　股动脉 femoral artery
13 　睾丸 testis	

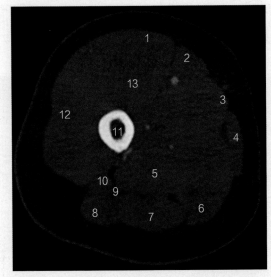

图 5-8　经股骨上份的横断层 CT 图像（骨窗）

1	股直肌 rectus femoris	2	股内侧肌 vastus medialis
3	缝匠肌 sartorius	4	股薄肌 gracilis
5	大收肌 adductor magnus	6	半膜肌 semimembranosus
7	半腱肌 semitendinosus	8	股二头肌长头 long head of biceps femoris
9	坐骨神经 sciatic nerve	10	股二头肌短头 short head of biceps femoris
11	股骨 femur	12	股外侧肌 vastus lateralis
13	股中间肌 vastus intermedius		

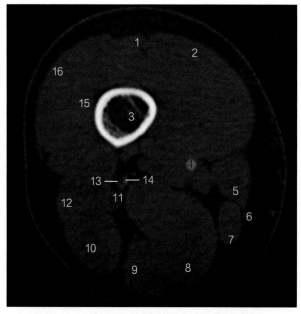

图 5-9　经股骨下份的横断层 CT 图像（骨窗）

1　股直肌 rectus femoris	2　股内侧肌 vastus medialis
3　股骨 femur	4　股动脉 femoral artery
5　缝匠肌 sartorius	6　大隐静脉 greater saphenous vein
7　股薄肌 gracilis	8　半膜肌 semimembranosus
9　半腱肌 semitendinosus	10　股二头肌长头 long head of biceps femoris
11　坐骨神经 sciatic nerve	12　股二头肌短头 short head of biceps femoris
13　股静脉 femoral vein	14　股深动脉 deep femoral artery
15　股中间肌 vastus intermedius	
16　股外侧肌 vastus lateralis	

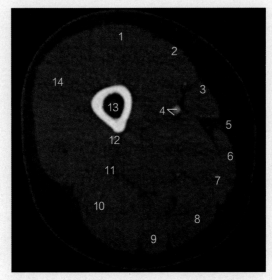

图 5-10　经股骨中份的横断层 CT 图像（骨窗）

1　股直肌 rectus femoris		2　股内侧肌 vastus medialis
3　缝匠肌 sartorius		4　股动、静脉 femoral artery and vein
5　大隐静脉 greater saphenous vein		
6　股薄肌 gracilis		7　大收肌 adductor magnus
8　半膜肌 semimembranosus		9　半腱肌 semitendinosus
10　股二头肌长头 long head of biceps femoris		
11　坐骨神经 sciatic nerve		12　股深动脉 deep femoral artery
13　股骨 femur		14　股外侧肌 vastus lateralis

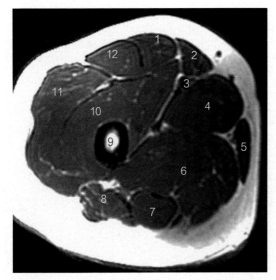

图 5-11 经股骨上份的横断层 MR T₁ 加权图像

1 股直肌 rectus femoris	2 缝匠肌 sartorius
3 股动、静脉 femoral artery and vein	4 大收肌 adductor magnus
5 股薄肌 gracilis	6 半膜肌 semimembranosus
7 半腱肌 semitendinosus	8 股二头肌 biceps femoris
9 股骨 femur	10 股中间肌 vastus intermedius
11 股外侧肌 vastus lateralis	12 阔筋膜张肌 tensor fasciae latae

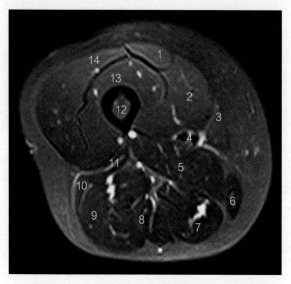

图 5-12   经股骨中份的横断层 MR T$_2$WI FS

1   股直肌 rectus femoris

2   股内侧肌 vastus medialis

3   缝匠肌 sartorius

4   股动静脉 femoral artery and vein

5   大收肌 adductor magnus

6   股薄肌 gracilis

7   半膜肌 semimembranosus

8   半腱肌 semitendinosus

9   股二头肌长头 long head of biceps femoris

10   股二头肌短头 short head of biceps femoris

11   外侧肌间隔 lateral intermuscular septum

12   股骨 femur

13   股中间肌 vastus intermedius

14   股外侧肌 vastus lateralis

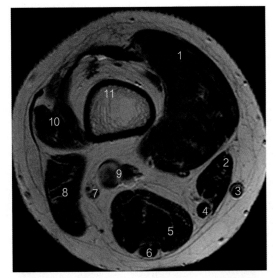

图 5-13　经股骨下份的横断层 MR T$_1$ 加权图像

1　股内侧肌 vastus medialis	2　缝匠肌 sartorius
3　大隐静脉 great saphenous vein	4　股薄肌腱 tendon of gracilis
5　半膜肌 semimembranosus	6　半腱肌 semitendinosus
7　胫神经 tibial nerve	8　股二头肌 biceps femoris
9　腘动、静脉 popliteal artery and vein	
10　股外侧肌 vastus lateralis	
11　股骨 femur	

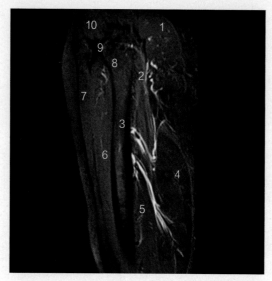

图 5-14 经股骨的矢状断层的 MR T₁WI FS

1	臀大肌 gluteus maximus	2	股方肌 quadratus femoris
3	股骨 femur	4	半腱肌 semitendinosus
5	大收肌 adductor magnus	6	股中间肌 vastus intermedius
7	股直肌 rectus femoris	8	股骨颈 femoral neck
9	髂股韧带 iliofemoral ligament	10	臀小肌 gluteus minimus

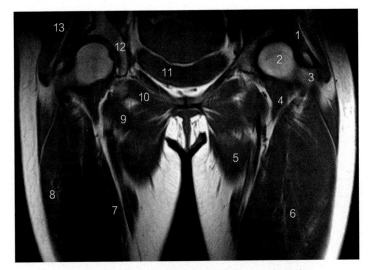

图 5-15　经股骨颈的冠状断层 MR T₁加权图像

1	臀小肌 gluteus minimus	2	股骨头 head of femur
3	大转子 greater trochanter	4	髂腰肌 iliopsoas
5	大收肌 adductor magnus	6	股中间肌 vastus intermedius
7	股内侧肌 musculus vastus medialis	8	股外侧肌 vastus lateralis
9	耻骨肌 pectineus	10	闭孔外肌 obturator externus
11	膀胱 urinary bladder	12	髋臼 acetabulum
13	臀中肌 gluteus medius		

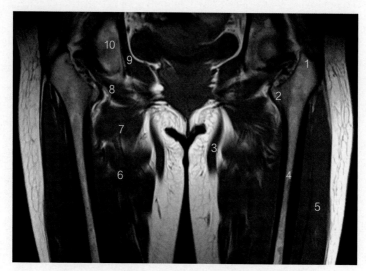

图 5-16　经股骨长轴的冠状断层 MR T₁ 加权图像

1	大转子 greater trochanter	2	小转子 lesser trochanter
3	股薄肌 gracilis	4	股骨 femur
5	股外侧肌 vastus lateralis	6	大收肌 adductor magnus
7	短收肌 adductor brevis	8	闭孔外肌 obturator externus
9	闭孔内肌 obturator internus	10	坐骨 ischium

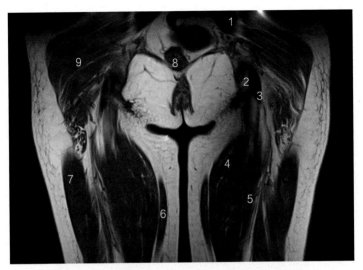

图 5-17 经坐骨结节的冠状断层 MR T₁ 加权图像

1	臀中肌 gluteus medium	2	坐骨结节 ischial tuberosity
3	半膜肌腱 tendon of semimembranosus	4	半腱肌 semitendinosus
5	半膜肌 semimembranosus	6	股薄肌 gracilis
7	股外侧肌 vastus lateralis	8	直肠 rectum
9	臀大肌 gluteus maximus		

第三节　膝部 CT 与 MR 图像

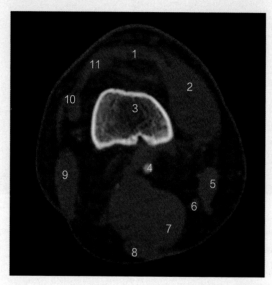

图 5-18　经膝关节的上部横断层 CT 图像（骨窗）

1　四头肌腱 tendon of quadriceps　　　　2　股内侧肌 vastus medialis

3　股骨 femur　　　　4　腘动脉 popliteal artery

5　缝匠肌 sartorius

6　股薄肌和肌腱 gracilis and tendon

7　半膜肌和肌腱 simimembranosus and tendon

8　半腱肌和肌腱 simitendinosus and tendon

9　股二头肌和肌腱 biceps femoris and tendon

10　髂胫束 iliotibial tract

11　股外侧肌腱 tendon of vastus lateralis

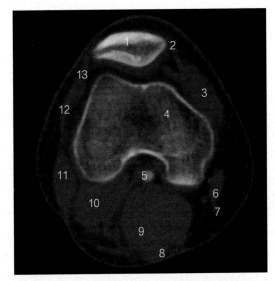

图 5-19 经髌骨的横断层 CT 图像（骨窗）

1 髌骨 patella

2 内侧支持带 medial retinaculum

3 股内侧肌 vastus medialis

4 股骨 femur

5 腘动、静脉 popliteal artery and vein

6 缝匠肌 sartorius

7 股薄肌腱 gracilis tendon

8 半腱肌 semitendinosus

9 半膜肌 semimembranosus

10 腓肠肌外侧头 lateral head of gastrocnemius

11 股二头肌 biceps femoris

12 髂胫束 iliotibial tract

13 外侧支持带 lateral retinaculum

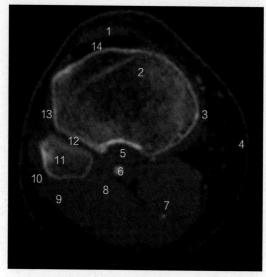

图 5-20　经胫腓近侧关节的横断层 CT 图像（骨窗）

1　髌腱 patellar tendon

2　胫骨 tibia

3　缝匠肌腱 sartorius tendon

4　大隐静脉 greater saphenous vein

5　腘肌 popliteus

6　腘动、静脉 popliteal artery and vein

7　腓肠肌内侧头 media head of gastrocnemius

8　跖肌 plantaris

9　腓肠肌外侧头 lateral head of gastrocnemius

10　腓总神经 common peroneal

11　腓骨头 head of fibula

12　胫腓上侧关节 superior tibiofibular joint

13　胫前肌 tibialis anterior

14　髌下脂肪垫 infrapatellar fat pad

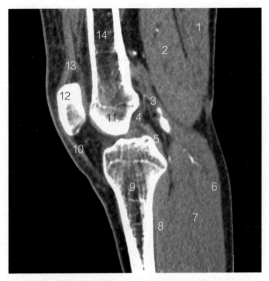

图 5-21　经前后交叉韧带的矢状断层 CT 图像（软组织窗）

1　半腱肌 semitendinosus　　　　　　2　半膜肌 semimembranosus

3　腓肠肌内侧头 medial head of gastrocnemius

4　前交叉韧带 anterior cruciate ligament

5　后交叉韧带 posterior cruciate ligament

6　腓肠肌 gastrocnemius　　　　　　　7　比目鱼肌 soleus

8　腘肌 popliteus　　　　　　　　　　9　胫骨 tibia

10　髌韧带 patellar ligament

11　股骨外侧髁 lateral condyle of femur　12　髌骨 patella

13　股四头肌肌腱 tendon of quadriceps femoris

14　股骨 femur

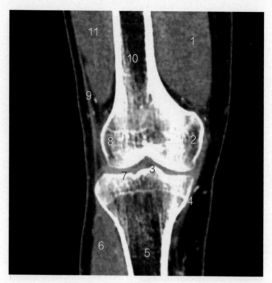

图 5-22　经胫骨髁间隆起的冠状断层 CT 图像（软组织窗）

1　股内侧肌 vastus medialis　　2　股骨内侧髁 medial condyle of femur

3　胫骨髁间隆起 intercondylar eminence of tibia

4　胫侧副韧带 tibial collateral ligament

5　胫骨 tibia　　6　趾长伸肌 extensor digitorum longus

7　胫骨平台 tibial plateau　　8　股骨外侧髁 lateral condyle of femur

9　髂胫束 iliotibial tract　　10　股骨 femur

11　股外侧肌 vastus lateralis

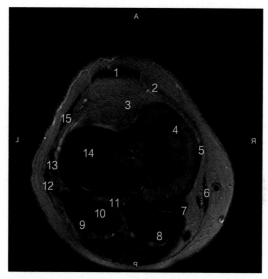

图 5-23　经股骨内外髁的横断层 MR T$_2$WI FS

1　髌腱 patellar tendon
2　内侧支持带 medial retinaculum
3　髌下脂肪垫 infrapatellar fat pad
4　股骨内侧髁 medial condyle of femur
5　胫侧副韧带 tibial collateral ligament
6　缝匠肌 sartorius
7　半膜肌腱 semimembranosus tendon
8　腓肠肌内侧头 medial head of gastrocnemius
9　跖肌 plantaris
10　腓肠肌外侧头 lateral head of gastrocnemius
11　腘动、静脉 popliteal artery and vein
12　股二头肌肌腱 tendon of biceps femoris tendon
13　腓侧副韧带 fibular collateral ligament
14　股骨外侧髁 lateral condyle of femur
15　髂胫束 iliotibial tract

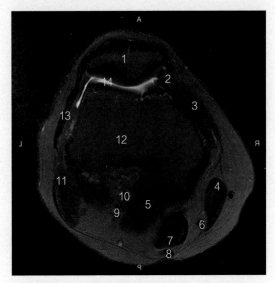

图 5-24　经髌骨的横断层 MR T₂WI FS

1 髌骨 patella	2 髌内侧支持带 medial patellar retinaculum
3 股内侧肌 vastus medialis	4 缝匠肌 sartorium
5 腓肠肌内侧头 medial head of grastrocnemius	
6 股薄肌腱 gracilis tendon	7 半膜肌 semimembranosus
8 半腱肌腱 simitendinosus tendon	
9 胫神经 tibial nerve	10 腘动、静脉 popliteal artery and vein
11 股二头肌 biceps femoris	12 股骨 femur
13 髂胫束 iliotibial tract	14 膝关节腔 cavity of knee joint

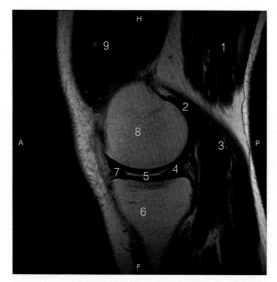

图 5-25　经股骨内髁的矢状断层 MR T₁ 加权图像

1　半膜肌 semimembranosus

2　腓肠肌肌腱内侧头 gastrocnemius medial head tendon

3　腓肠肌内侧头 medial head of gastrocnemius

4　内侧半月板后角 posterior horn of medial meniscus

5　关节腔 articular cavity

6　胫骨 tibia

7　内侧半月板前角 anterior horn of medial meniscus

8　股骨内侧髁 medial condyle of femur

9　股内侧肌 vastus medialis

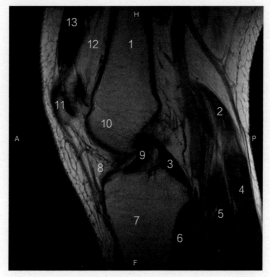

图 5-26　经前后交叉韧带的矢状断层 MR T$_1$ 加权图像

1　股骨 femur　　　　　　　　2　腓肠肌内侧头 medial head of gastrocnemius

3　后交叉韧带 posterior cruciate ligament

4　腓肠肌 gastrocnemius　　　　5　比目鱼肌 soleus

6　腘肌 popliteus　　　　　　　7　胫骨 tibia

8　髌下脂肪垫 infrapatellar fat pad

9　前交叉韧带 anterior cruciate ligament

10　股骨外侧髁 lateral condyle of femur

11　髌骨 patella　　　　　　　12　股前脂体 prefemoral fat pad

13　股四头肌和肌腱 quadriceps femoris and tendon

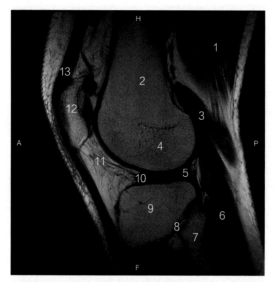

图 5-27　经股骨外髁的矢状断层 MR T₁ 加权图像

1　股二头肌 biceps femoris　　　　　2　股骨 femur

3　腓肠肌外侧头 lateral head of gastrocnemius

4　股骨外侧髁 lateral condyle of femur

5　外侧半月板后角 posterior horn of lateral meniscus

6　跖肌 plantaris　　　　　　　7　腓骨头 head of fibula

8　胫腓上关节 superior tibiofibular joint　9　胫骨 tibia

10　外侧半月板前角 anterior horn of lateral meniscus

11　髌下脂肪垫 infrapatellar fat pad　　12　髌骨 patella

13　股四头肌肌腱 quadriceps tendon

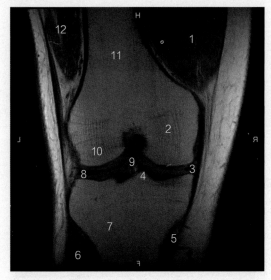

图 5-28　经膝关节前份的冠状断层 MR T₁ 加权图像

1　股内侧肌 vastus medialis　　2　股骨内侧髁 medial condyle of femur

3　内侧半月板 medial meniscus

4　胫骨髁间隆起 intercondylar eminence of tibia

5　半膜肌腱 tendon of semimembranosus

6　胫骨前肌 tibialis anterior　　7　胫骨 tibia

8　外侧半月板 lateral meniscus

9　前交叉韧带 anterior cruciate ligament

10　股骨外侧髁 lateral condyle of femur

11　股骨体 shaft of femur　　12　股外侧肌 vastus lateralis

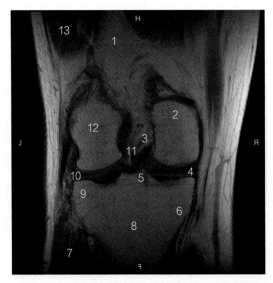

图 5-29 经前后交叉韧带的冠状断层 MR T₁ 加权图像

1 股骨 femur　　　　　　　　2 股骨内侧髁 medial condyle of femur

3 后交叉韧带 posterior cruciate ligament

4 内侧半月板 medial meniscus

5 胫骨髁间隆起 intercondylar eminence of tibia

6 胫骨内侧髁 medial condyle of tibia

7 腓肠肌外侧头 lateral head of gastrocnemius

8 胫骨 tibia　　　　　　　　9 胫骨外侧髁 lateral condyle of tibia

10 外侧半月板 lateral meniscus

11 前交叉韧带 anterior cruciate ligament

12 股骨外侧髁 lateral condyle of femur

13 股外侧肌 vastus lateralis

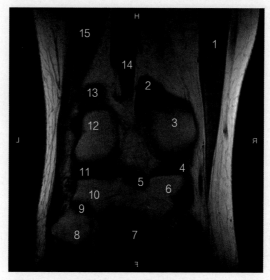

图 5-30　经近侧胫腓关节的冠状断层 MR T₁ 加权图像

1　缝匠肌 sartorius　　　　　　2　腓肠肌内侧头 medial head of gastrocnemius

3　股骨内侧髁 medial condyle of femur

4　内侧半月板 medial meniscus

5　后交叉韧带 posterior cruciate ligament

6　胫骨内侧平台 medial tibial plateau

7　腘肌 popliteus　　　　　　　8　腓骨头 head of fibula

9　胫腓上关节 superier tibiofibular joint

10　胫骨外侧平台 lateral tibial plateau

11　外侧半月板 lateral meniscus

12　股骨外侧髁 lateral condyle of femur

13　腓肠肌外侧头 lateral head of gastrocnemius

14　腘动脉 popliteal artery　　　15　股二头肌 biceps femoris

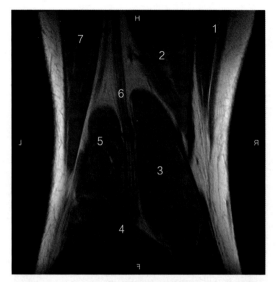

图 5-31　经膝后份的冠状断层 MR T₁ 加权图像

1　缝匠肌 sartorius　　　　2　半膜肌 semimembranosus

3　腓肠肌内侧头 medial head of gastrocnemius

4　腘肌 popliteus　　　　5　腓肠肌外侧头 lateral head of gastrocnemius

6　腘动脉 popliteal artery

7　股二头肌和肌腱 biceps femoris and tendon

第四节　小腿部 CT 与 MR 图像

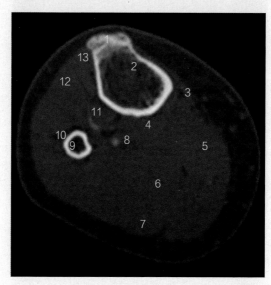

图 5-32　经小腿上份的横断层 CT 图像（骨窗）

1	胫骨粗隆 tibial tuberosity	2	胫骨 tibia
3	缝匠肌 sartorius	4	趾长屈肌 flexor digitorum longus
5	腓肠肌内侧头 medial head of gastrocnemius		
6	比目鱼肌 soleus		
7	腓肠肌外侧头 lateral head of gastrocnemius		
8	胫神经 tibial nerve	9	腓骨 fibula
10	腓总神经 commer pernoneal nerve	11	胫骨后肌 tibialis posterior
12	趾长伸肌 extensor digitorum longus	13	胫骨前肌 tibialis anterior

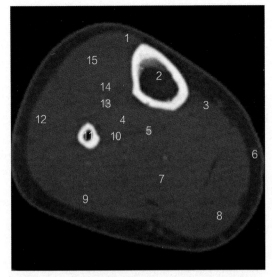

图 5-33　经小腿中份的横断层 CT 图像（骨窗）

1　胫骨前肌 tibialis anterior

2　胫骨 tibia

3　趾长屈肌 flexor digitorum longus

4　胫骨后肌 tibialis posterior

5　胫后血管 posterior tibial vessels

6　大隐静脉 greater saphenous vein

7　比目鱼肌 soleus

8　腓肠肌内侧头 medial head of gastrocnemius

9　腓肠肌外侧头 lateral head of gastrocnemius

10　腓血管 fibular vessel

11　腓骨 fibula

12　腓骨长肌 peroneus longus

13　胫前血管 anterior tibial vessels

14　踇长伸肌 extensor hallucis longus

15　趾长伸肌 extensor digitorum longus

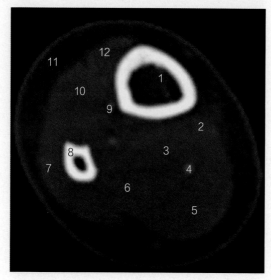

图 5-34　经小腿下份的横断层 CT 图像（骨窗）

1　脊骨 tibia	2　趾长屈肌 flexor digitorum longus
3　胫骨后肌 tibialis posterior	4　胫后血管 posterior tibial vessels
5　小腿三头肌 triceps surae	6　踇长屈肌 flexor hallucis longus
7　腓骨短肌 peroneus brevis	8　腓骨 fibula

9　胫前血管 anterior tibial vessels

10　趾长伸肌 extensor digitorum longus

11　腓浅神经 superficial peroneal nerve

12　踇长伸肌 extensor hallucis longus

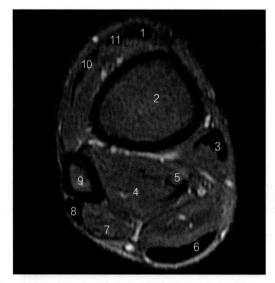

图 5-35 经胫骨下段的横断层 MR T₂WI FS

1　胫骨前肌 tibialis anterior

2　胫骨 tibia

3　胫骨后肌 tibialis posterior

4　姆长屈肌 flexor hallucis longus

5　趾长屈肌 flexor digitorum longus

6　跟腱 tendo calcaneus

7　腓骨短肌 peroneus brevis

8　腓骨长肌 peroneus longus

9　腓骨 fibula

10　趾长伸肌 extensor digitorum longus

11　姆长伸肌 extensor hallucis longus

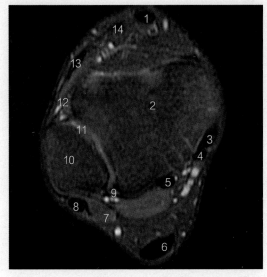

图 5-36　经远侧胫腓关节的横断层 MR T$_2$WI FS

1　胫骨前肌 tibialis anterior　　　　　　2　胫骨 tibia

3　胫骨后肌 tibialis posterior

4　趾长屈肌 flexor digitorum longus

5　姆长屈肌 flexor hallucis longus　　　6　跟腱 tendo calcaneus

7　腓骨短肌 peroneus brevis　　　　　　8　腓骨长肌 peroneus longus

9　下胫腓后韧带 posterior lower tibiofibular ligament

10　腓骨 fibula

11　胫腓远侧关节 distal tibiofibular joint

12　下胫腓前韧带 anterior lower tibiofibular ligament

13　趾长伸肌 extensor digitorum longus

14　姆长伸肌 extensor hallucis longus

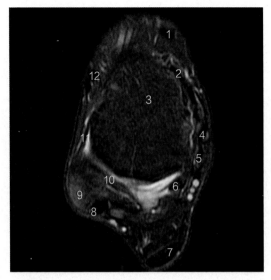

图 5-37 经踝关节下方的横断层 MR T$_2$WI FS

1 胫骨前肌 tibialis anterior	2 关节囊 joint capsule
3 距骨 talus	4 胫骨后肌 tibialis posterior
5 趾长屈肌 flexor digitorum longus	6 姆长屈肌 flexor hallucis longus

7 跟腱 tendo calcaneus

8 腓骨长、短肌 peroneus longus and brevis

9 外踝 lateral malleolus

10 距腓后韧带 posterior talofibular ligament

11 距腓前韧带 anterior talofibular ligament

12 趾长伸肌 extensor digitorum longus

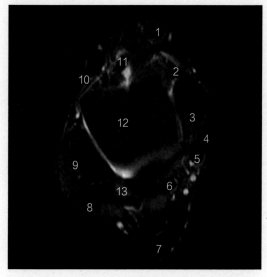

图 5-38 经胫骨内外踝的横断层 MR T₂WI FS

1　胫骨前肌 tibialis anterior　　　　2　关节囊 joint capsule

3　内踝 medial malleolus　　　　　4　胫骨后肌 tibialis posterior

5　趾长屈肌 flexor digitorum longus　　6　踇长屈肌 flexor hallucis longus

7　跟腱 tendo calcaneus

8　腓骨长、短肌 peroneus longus and brevis

9　外踝 lateral malleolus

10　趾长伸肌 extensor digitorum longus

11　踇长伸肌 extensor hallucis longus　　12　距骨 talus

13　距腓后韧带 posterior talofibular ligament

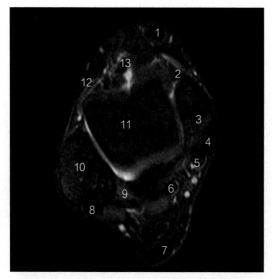

图 5-39 经胫骨内外髁的横断层 MR T₂WI FS

1 胫骨前肌 tibialis anterior
2 关节囊 joint capsule
3 内踝 medial malleolus
4 胫骨后肌 tibialis posterior
5 趾长屈肌 flexor digitorum longus
6 踇长屈肌 flexor hallucis longus
7 跟腱 tendo calcaneus
8 腓骨长、短肌 peroneus longus and brevis
9 距腓后韧带 posterior talofibular ligament
10 外踝 lateral malleolus
11 距骨 talus
12 趾长伸肌 extensor digitorum longus
13 踇长伸肌 extensor hallucis longus

第五节 足、踝部 CT 与 MR 图像

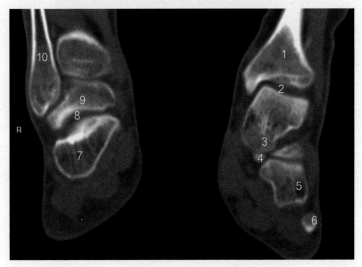

图 5-40 经踝关节后份横断层 CT 图像（骨窗）

1	胫骨 tibia	2	踝关节 ankle joint
3	距骨头 head of talus	4	舟骨 scaproid bone
5	骰骨 cuboid bone	6	第 5 跖骨 5th metatarsal bone
7	跟骨 calcaneus	8	距下关节 subtalar joint
9	距骨 talus	10	腓骨 fibula

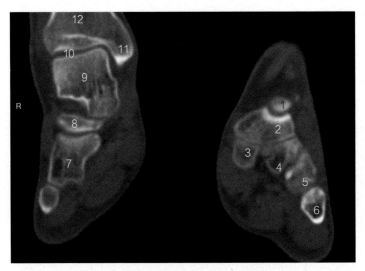

图 5-41　经踝关节前份的横断层 CT 图像（骨窗）

1　距骨头 head of talus　　　　2　舟骨 navicular bone

3　内侧楔骨 medial cuneiform bone

4　中间楔骨 intermediate cuneiform bone

5　外侧楔骨 lateral cuneiform bone　　6　第 5 跖骨 5th metatarsal bone

7　骰骨 cuboid bone　　　　8　跟骨 calcaneus

9　距骨 talus　　　　　　　10　踝关节 ankle joint

11　内踝 medial malleolus　　12　胫骨 tibia

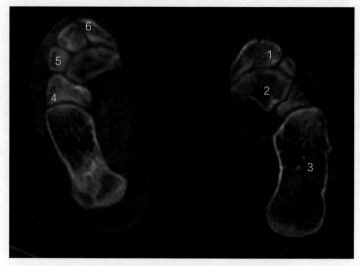

图 5-42　经足底的冠状断层 CT 图像（骨窗）

1	中间楔骨 intermediate cuneiform bone	2	舟骨 navicular bone
3	跟骨 calcaneus	4	骰骨 cuboid bone
5	外侧楔骨 lateral cuneiform bone	6	内侧楔骨 medial cuneiform bone

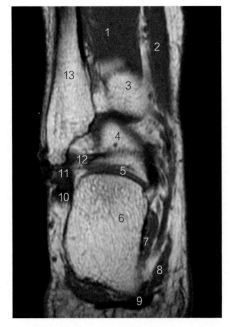

图 5-43 经距腓后韧带的横断层 MR T₁ 加权图像

1 姆长屈肌 flexor hallucis longus	2 趾长屈肌 flexor digitorum longus
3 胫骨 tibia	4 距骨 talus
5 距下关节 subtalar joint	6 跟骨 calcaneus
7 足底方肌 quadratus plantae	8 姆展肌 abductor hallucis
9 趾短屈肌 flexor digitorum brevis	10 腓骨长肌 peroneus longus
11 腓骨短肌 peroneus brevis	
12 距腓后韧带 posterior talofibular ligament	
13 腓骨 fibula	

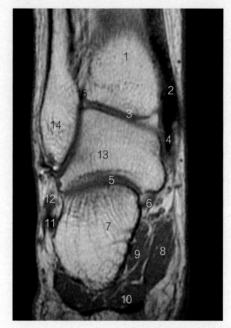

图 5-44 经远侧胫腓关节的横断层 MR T₁ 加权图像

1　胫骨 tibia	2　趾长屈肌 flexor digitorum longus
3　踝关节 ankle joint	4　胫骨后肌 tibialis posterior
5　距下关节 subtalar joint	6　踇长屈肌 flexor hallucis longus
7　跟骨 calcaneus	8　踇展肌 abductor hallucis
9　足底方肌 quadratus plantae	10　趾短屈肌 flexor digitorum brevis
11　腓骨长肌 peroneus longus	12　腓骨短肌 peroneus brevis
13　距骨 talus	14　腓骨 fibula
15　远侧胫腓关节 distal tibiofibular joint	

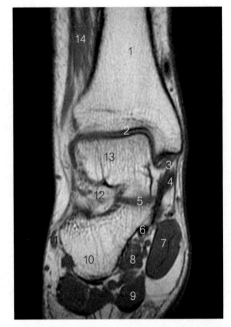

图 5-45 经距下关节后份的横断层 MR T₁ 加权图像

1　胫骨 tibia
2　踝关节 ankle joint
3　胫跟韧带 calcaneotibial ligament
4　胫骨后肌 tibialis posterior
5　距下关节 subtalar joint
6　姆长屈肌 flexor hallucis longus
7　姆展肌 abductor hallucis
8　足底方肌 quadratus plantae
9　趾短屈肌 flexor digitorum brevis
10　跟骨 calcaneus
11　腓骨短肌 peroneus brevis
12　跗骨窦 sinus tarsi
13　距骨 talus
14　趾长伸肌 extensor digitorum longus

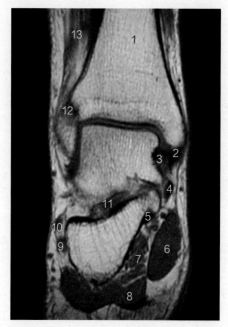

图 5-46　经距下关节前份的横断层 MR T₁ 加权图像

1　胫骨 tibia

2　胫骨后肌 tibialis posterior

3　胫距后韧带 posterior tibiotalar ligament

4　趾长屈肌 flexor digitorum longus

5　鉧长屈肌 flexor hallucis longus

6　鉧展肌 abductor hallucis

7　足底方肌 quadratus plantae

8　趾短屈肌 flexor digitorum brevis

9　腓骨长肌 peroneus longus

10　腓骨短肌 peroneus brevis

11　距下关节 subtalar joint

12　胫腓后韧带 poterior tibiofibular ligament

13　趾长伸肌 extensor digitorum longus

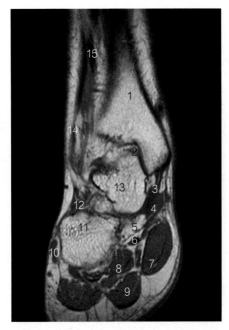

图 5-47 经距骨颈的横断层 MR T₁ 加权图像

1 胫骨 tibia	2 踝关节 ankle joint
3 胫舟韧带 ligamenta tibionaviculare	
4 胫骨后肌 tibialis posterior	5 舟骨 navicular bone
6 姆长屈肌 flexor hallucis longus	7 姆展肌 abductor hallucis
8 足底方肌 quadratus plantae	9 趾短屈肌 flexor digitorum brevis
10 腓骨短肌 peroneus brevis	11 跟骨 calcaneus
12 趾短伸肌 extensor digitorum brevis	13 距骨颈 neck of talus
14 腓骨短肌 peroneus brevis	
15 趾长伸肌 extensor digitorum longus	

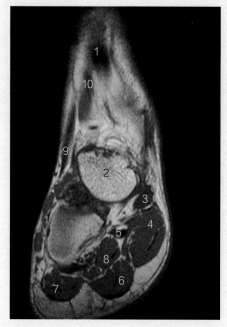

图 5-48　经距骨前份的横断层 MR T_1 加权图像

1　踇长伸肌 extensor hallucis longus　　　2　距骨 talus

3　趾长屈肌 flexor digitorum longus　　　4　踇展肌 abductor hallucis

5　踇长屈肌 flexor hallucis longus　　　6　趾短屈肌 flexor digitorum brevis

7　小趾展肌 little toe abductor　　　8　足底方肌 quadratus plantae

9　腓骨短肌 peroneus brevis

10　趾长伸肌 extensor digitorum longus

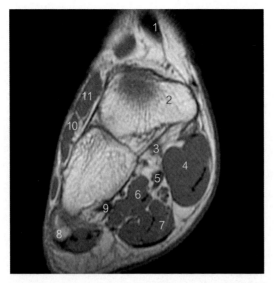

图 5-49 经第五跖骨近端的横断层 MR T₁ 加权图像

1 　跗长伸肌腱 tendon of extensor hallucis longus

2 　舟骨 navicular bone　　　　　3 　趾长屈肌 flexor digitorum longus

4 　跗展肌 abductor hallucis　　　5 　跗长屈肌 flexor hallucis longus

6 　足底方肌 quadratus plantae　　7 　趾短屈肌 flexor digitorum brevis

8 　第五跖骨 5th metatarsal bone　9 　腓骨长肌 peroneus longus

10 　趾短伸肌 extensor digitorum brevis

11 　跗短伸肌 extensor hallucis brevis

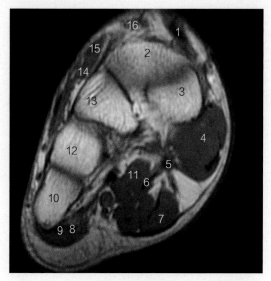

图 5-50　经楔骨近段的横断层 MR T₁ 加权图像

1　鉧长伸肌腱 tendon of extensor hallucis longus

2　中间楔骨 intermediate cuneiform bone

3　内侧楔骨 medial cuneiform bone　　4　鉧展肌 abductor hallucis

5　鉧长屈肌 flexor hallucis longus　　6　趾长屈肌 flexor digitorum longus

7　趾短屈肌 flexor digitorum brevis

8　小趾短屈肌 flexor digiti minimi brevis

9　小趾展肌 abductor digiti minimi　　10　第五跖骨 5th metatarsal bone

11　足底方肌 quadratus plantae　　12　第四跖骨 4th metatarsal bone

13　外侧楔骨 lateral cuneiform bone

14　趾短伸肌腱 tendon of extensor digitorum brevis

15　鉧短伸肌 extensor hallucis brevis

16　趾长伸肌 extensor digitorum longus

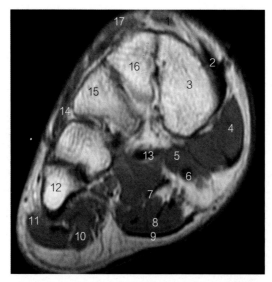

图 5-51　经楔骨远段的横断层 MR T₁ 加权图像

1 　踇长伸肌腱 tendon of extensor hallucis longus

2 　胫骨前肌腱 tendon of tibialis anterior　　3 　内侧楔骨 medial cuneiform bone

4 　踇收肌 adductor hallucis　　　　　　　　5 　踇短屈肌 flexor hallucis brevis

6 　踇长屈肌 flexor hallucis longus　　　　　7 　趾长屈肌 flexor digitorum longus

8 　趾短屈肌 flexor digitorum brevis　　　　9 　足底腱膜 plantar fascia

10 　小趾短屈肌 flexor digiti minimi brevis

11 　小趾展肌 abductor digiti minimi　　　　12 　第五跖骨 5th metatarsal bone

13 　腓骨长肌腱 peroneus longus tendon

14 　趾短伸肌 extensor digitorum brevis

15 　外侧楔骨 lateral cuneiform bone

16 　中间楔骨 intermediate cuneiform bone

17 　趾长伸肌 extensor digitorum longus

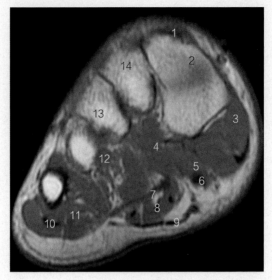

图 5-52 经第一跖骨近端的横断层 MR T₁ 加权图像

1　跨长伸肌腱 tendon of extensor hallucis longus

2　第一跖骨 1st metatarsal bone　　3　跨展肌 abductor hallucis

4　跨收肌 adductor hallucis　　5　跨短屈肌 flexor hallucis brevis

6　跨长屈肌 flexor hallucis longus　　7　趾长屈肌 flexor digitorum longus

8　趾短屈肌 flexor digitorum brevis　　9　足底腱膜 plantar fascia

10　小趾展肌 abductor digiti minimi

11　小趾短屈肌 flexor digiti minimi brevis

12　骨间足底肌 plantar interossei　　13　第三跖骨 3rd metatarsal bone

14　第二跖骨 2nd metatarsal bone

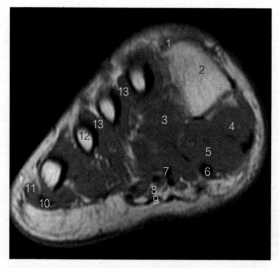

图 5-53 经第一跖骨中份的横断层 MR T₁ 加权图像

1 姆长伸肌腱 tendon of extensor hallucis longus

2 第一跖骨 1st metatarsal bone 3 姆收肌 adductor hallucis

4 姆展肌 abductor hallucis 5 姆短屈肌 flexor hallucis brevis

6 姆长屈肌 flexor hallucis longus 7 趾长屈肌 flexor digitorum longus

8 趾短屈肌 flexor digitorum brevis 9 足底腱膜 plantar fascia

10 小趾短屈肌 flexor digiti minimi brevis

11 小趾展肌 abductor digiti minimi 12 第四跖骨 4th metatarsal bone

13 骨间背侧肌 dorsal interossei

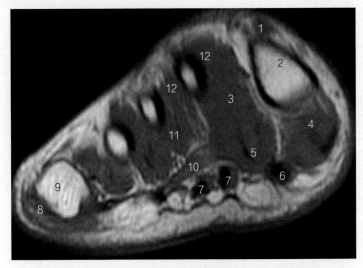

图 5-54 经第一跖骨远端的横断层 MR T₁ 加权图像

1　踇长伸肌腱 tendon of extensor hallucis longus

2　第一跖骨 1st metatarsal bone　　　　3　踇收肌 adductor hallucis

4　踇展肌 abductor hallucis　　　　　　5　踇短屈肌 flexor hallucis brevis

6　踇长屈肌 flexor hallucis longus　　　7　屈肌腱 flexor tendon

8　小趾展肌 abductor digiti minimi　　　9　第五跖骨 5th metatarsal bone

10　踇收肌横头 transverse head of adductor hallucis

11　骨间足底肌 plantar interossei　　　　12　骨间背侧肌 dorsal interossei

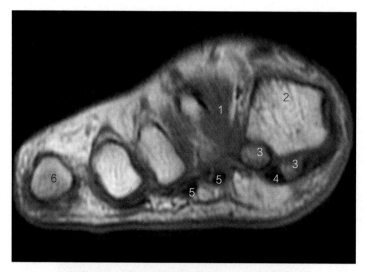

图 5-55 经籽骨的横断层 MR T$_1$加权图像

1 第一骨间背侧肌 1st dorsal interossei
2 踇趾 great toe
3 籽骨 sesamoid bone
4 踇长屈肌腱 tendon of flexor hallucis longus
5 屈肌腱 flexor tendon
6 小趾近节趾骨 proximal phalanx of little toe

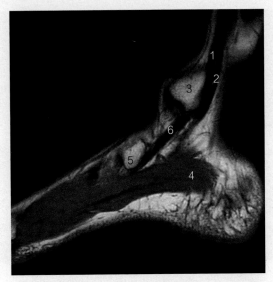

图 5-56 经胫骨内髁的矢状断层 MR T₁ 加权图像

1　胫骨后肌 tibialis posterior　　　　2　趾长屈肌 flexor digitorum longus

3　内踝 medial malleolus　　　　　　4　跨展肌 abductor hallucis

5　舟骨 navicular bone　　　　　　　6　胫骨后肌 tibialis posterior

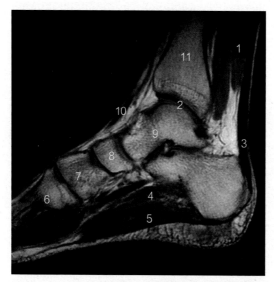

图 5-57 经第一跖骨的矢状断层 MR T₁ 加权图像

1　比目鱼肌 soleus	2　踝关节 ankle joint
3　跟腱 achilles tendon	4　足底方肌 quadratus plantae

5　趾短屈肌 flexor digitorum brevis

6　第 1 跖骨 1st metatarsal bones

7　内侧楔骨 medial cuneiform bone

8　足舟骨 navicular bone	9　距骨 talus
10　胫骨前肌 tibialis anterior	11　胫骨 tibia

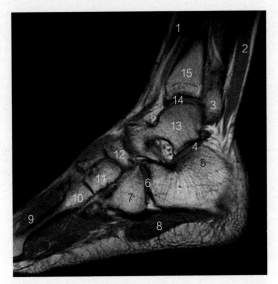

图 5-58 经踝关节外踝的矢状断层 MR T₁ 加权图像

1　趾长伸肌 extensor digitorum longus

2　腓骨长、短肌 peroneus longus and brevis

3　外踝 lateral malleolus	4　距下关节　subtalar joint
5　跟骨 calcaneus	6　跟骰关节　calcaneocuboid joint
7　骰骨 cuboid bone	8　趾短屈肌 flexor digitorum brevis
9　骨间背侧肌 dorsal interossei	10　第三楔骨 3rd cuneiform bone
11　外侧楔骨 lateral cuneiform bone	12　足舟骨 navicular bone
13　距骨 talus	14　踝关节 ankle joint
15　胫骨 tibia	

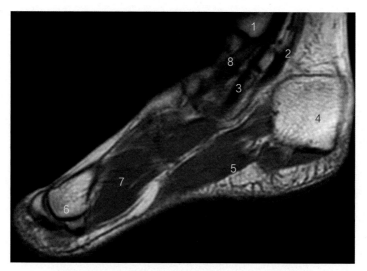

图 5-59　经内踝管的足冠状断层 MR T$_1$ 加权图像

1	胫骨 tibia	2	跨长屈肌 flexor hallucis longus
3	趾长屈肌 flexor digitorum longus	4	跟骨 calcaneal
5	趾短屈肌 flexor digitorum brevis	6	第一跖骨 1st metatarsal bone
7	足底肌 sole muscle	8	胫骨后肌 tibialis posterior

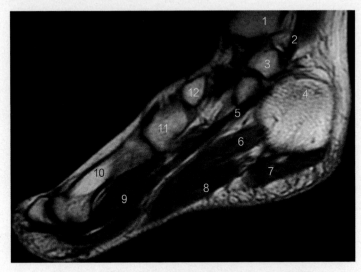

图 5-60　经第一跖骨的足冠状断层 MR T₁ 加权图像

1　胫骨 tibia　　　　　　　　　　2　姆长屈肌 flexor hallucis longus

3　距骨 talus　　　　　　　　　　4　跟骨 calcaneus

5　姆长屈肌腱 tendon of flexor hallucis longus

6　足底方肌 quadratus plantae　　　7　小趾展肌 abductor digiti minimi

8　趾短屈肌 flexor digitorum brevis　9　足底肌 sole muscle

10　第一跖骨 1st metatarsal bone　　11　内侧楔骨 medial cuneiform bone

12　舟骨 navicular bone

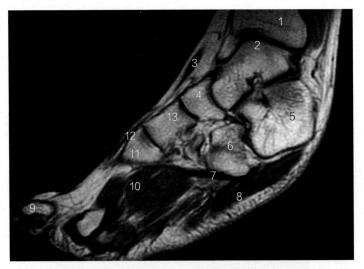

图 5-61 经内侧楔骨的足冠状断层 MR T₁加权图像

1 胫骨 tibia	2 距骨 talus
3 胫骨前肌 tibialis anterior	4 舟骨 navicular bone
5 跟骨 calcaneal	6 骰骨 cuboid bone
7 腓骨长肌 peroneus longus	8 小趾展肌 abductor digiti minimi
9 踇趾 great toe	10 足底肌 sole muscle
11 第一跖骨 1st metatarsal bone	
12 踇长伸肌腱 tendon of extensor hallucis longus	
13 内侧楔骨 medial cuneiform bone	

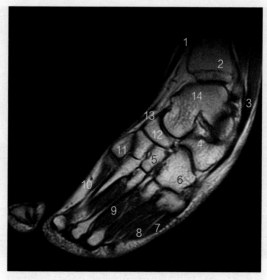

图 5-62　经第二跖骨的足冠状断层 MR T₁ 加权图像

1　胫骨前肌 tibialis anterior	2　胫骨 tibia
3　腓骨长短肌 peroneus longus and brevis	4　跟骨 calcaneus
5　外侧楔骨 lateral cuneiform bone	6　骰骨 cuboid bone
7　小趾展肌 abductor digiti minimi	
8　小趾短屈肌 flexor digiti minimi brevis	9　骨间肌 interossei
10　第二跖骨 2ed metatarsal bone	
11　内侧楔骨 medial cuneiform bone	12　足舟骨 navicular bone
13　𧿹长伸肌腱 tendon of extensor hallucis longus	14　距骨　talus

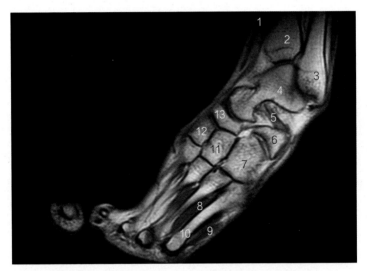

图 5-63　经第五跖骨的足冠状断层 MR T₁ 加权图像

1　姆长屈肌 flexor hallucis longus　　　　2　胫骨 tibia

3　外踝 lateral condyle　　　　　　　　　4　距骨 talus

5　跗骨窦 sinus tarsi　　　　　　　　　　6　跟骨 calcaneus

7　骰骨 cuboid bone　　　　　　　　　　8　骨间肌 interossei

9　小趾展肌 abductor digiti minimi　　　　10　第五跖骨 5th metatarsal bone

11　外侧楔骨 lateral cuneiform bone

12　中间楔骨 intermediata cuneiform bone

13　舟骨 navicular bone

第六章 脊柱 X 线图像

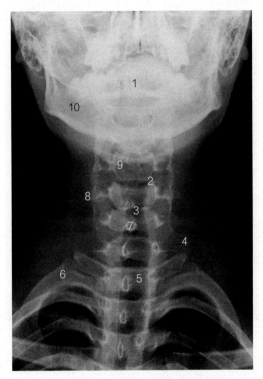

图 6-1 颈椎正位 DR 平片

1 齿状突 odontoid　　　　　　　　　2 钩椎关节 uncovertebral joint

3 第 5/6 颈椎间隙 5th/6th cervical intervertebral space

4 第 7 颈椎横突 7th cervical transverse process

5 第 1 胸椎椎体 1st thoracic vertebral body　　6 第 1 肋骨 1st rib

7 棘突 spinous process

8 第 5 颈椎横突 5th cervical transverse process

9 第 4 颈椎椎体 4th cervical vertebral body　　10 下颌骨 lower jawbone

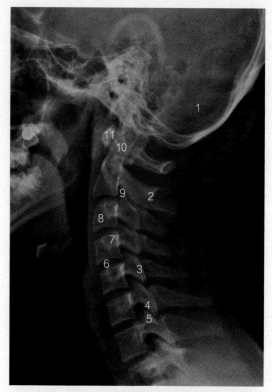

图 6-2　颈椎侧位 DR 平片

1　枕骨 occipital bone　　　　2　第 2 颈椎棘突 2nd cervical spinous process

3　关节突关节 zygapophyseal joint

4　下关节突 inferior articular process

5　上关节突 superior articular process

6　第 4/5 颈椎间隙 4th/5th cervical intervertebral space

7　横突 transverse process　　8　第 3 颈椎 3rd cervical vertebra

9　颈 2/3 椎间孔 2nd/3rd cervical foramen intervertebrale

10　齿状突 odontoid　　　　11　寰椎前弓 anterior tubercle of atlas

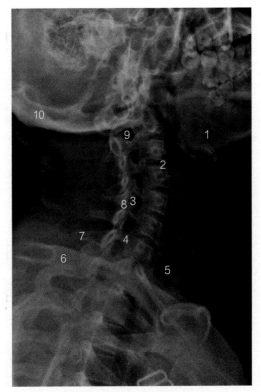

图 6-3 颈椎斜位 DR 平片

1　下颌骨 lower jawbone

2　第 3/4 颈椎间隙 3rd/4th cervical intervertebral space

3　上关节突 superior articular process　　　4　椎弓板 lamina arcus vertebrae

5　气管 trachea　　　6　锁骨 clavicle

7　棘突 spinous process　　　8　下关节突 inferior articular process

9　第 2/3 颈椎间孔 2nd/3rd cervical foramen intervertebrale

10　枕骨 occipital bone

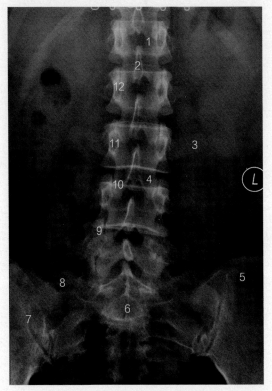

图 6-4　腰椎正位 DR 平片

1　第 1 腰椎椎体 1st lumbar vertebral body

2　棘突 spinous process　　　　　　3　横突 transverse process

4　L3/4 椎间隙 L3/4 lumber intervertebrale space

5　髂骨 ilium　　　　　　　　　　　6　骶骨 sacrum

7　骶髂关节 sacroiliac joint　　　　　8　骶骨翼 sacral wing

9　上关节突 superior articular process

10　下关节突 inferior articular process　　11　椎弓根 vertebral pedicle

12　关节突关节 zygapophyseal joint

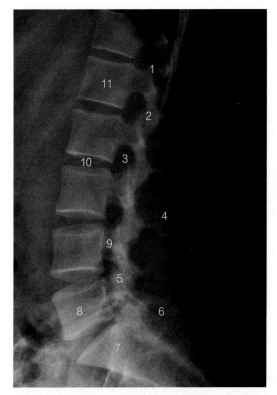

图 6-5　腰椎侧位 DR 平片

1　上关节突 superior articular process	2　下关节突 inferior articular process
3　椎间孔 foramen intervertebrale	4　棘突 spinous process
5　关节突关节 zygapophyseal joint	6　髂骨 ilium
7　骶骨 sacrum	8　第 5 腰椎 5th lumbar vertebra
9　椎弓峡部 isthmus vertebral arch	
10　L2/3 椎间隙 L2/3 lumber intervertebrale space	
11　第 1 腰椎椎体 1st lumbar vertebral body	

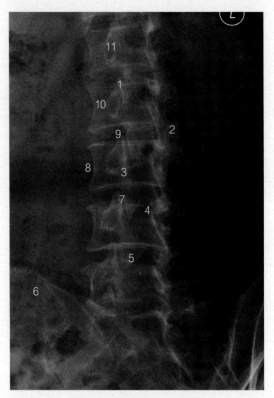

图 6-6 椎斜位 DR 平片

1 上关节突 superior articular process
2 关节突关节 zygapophyseal joint
3 椎弓峡部 isthmus of vertebral arch
4 椎间孔 foramen intervertebrale
5 下关节突 inferior articular process
6 髂骨翼 ala of ilium
7 关节突关节 zygapophyseal joint
8 横突 transverse process
9 L2/3 椎间隙 L2/3 lumber intervertebrale space
10 第 2 腰椎椎体 2nd lumbar vertebral body
11 椎弓根 vertebral pedicle

第七章　四肢 X 线图像

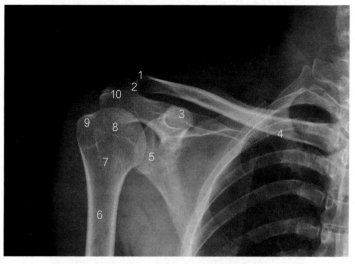

图 7-1　肩关节正位 DR 平片

1	肩峰端 acromial end	2	肩锁关节 acromioclavicular joint
3	喙突 coracoid process	4	锁骨 clavicle
5	关节盂 glenoid cavity	6	肱骨 humerus
7	外科颈 surgical neck	8	解剖颈 anatomical neck
9	大结节 greater tubercle	10	肩峰 acromion

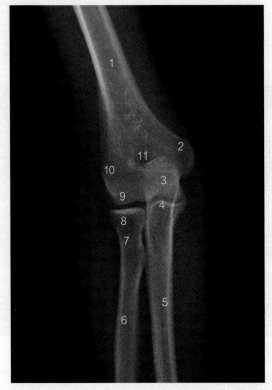

图 7-2　肘关节正位 DR 平片

1　肱骨 humerus	2　内上髁 medial epicondyle
3　肱骨滑车 trochlea of humerus	4　尺骨冠突 coronoid process of ulna
5　尺骨 ulna	6　桡骨 radius
7　桡骨颈 neck of radius	8　桡骨小头 capitulum radii
9　肱骨小头 capitulum humeri	10　外上髁 lateral epicondyle
11　鹰嘴窝 olecranon fossa	

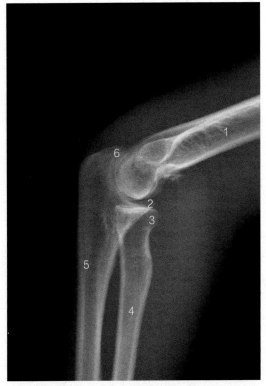

图 7-3　肘关节侧位 DR 平片

1　肱骨 humerus	2　尺骨冠突 coronoid process of ulna
3　桡骨小头 capitulum radii	4　桡骨 radius
5　尺骨 ulna	6　尺骨鹰嘴 ulnar olecroanon

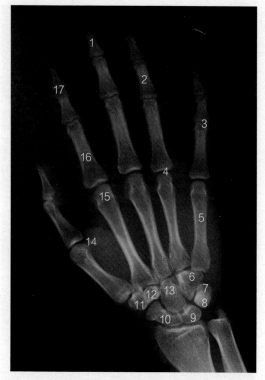

图 7-4　手腕正位 DR 平片

1　远节指骨 distal phalanx　　　　　　2　中节指骨 middle phalanx

3　近侧指间关节 proximal interphalangeal joint

4　掌指关节 metacarpophalangeal joint　5　第 5 掌骨 5th metacarpal bone

6　钩骨 hamate bone　　　　　　　　　7　豌豆骨 pisiform bone

8　三角骨 triquetrar bone　　　　　　　9　月骨 lunate bone

10　舟骨 scaphoid bone　　　　　　　　11　大多角骨 trapezium bone

12　小多角骨 trapezoid bone　　　　　　13　头状骨 capitate bone

14　籽骨 sesamoid bone

15　第 2 掌骨头 head of 2nd metacarpal bone

16　近节指骨 proximal phalanx

17　远侧指间关节 distal interphalangeal joint

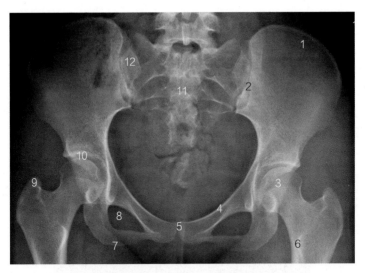

图 7-5 骨盆正位 DR 平片

1 髂骨翼 ala of ilium 2 骶髂关节 sacroiliac joint

3 股骨头 femoral head 4 耻骨上支 superior ramus of pubis

5 耻骨联合 symphysis pubis

6 股骨小转子 lesser trochanter of femur

7 坐骨结节 ischial tuberosity 8 闭孔 obtur ator formamen

9 股骨大转子 greater trochanter of femur 10 髋关节 hip joint

11 骶骨 sacrum 12 骶骨翼 sacral wing

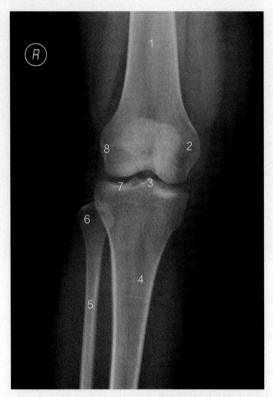

图 7-6 膝关节正位 DR 平片

1 股骨 femur   2 股骨内侧髁 medial condyle of femur

3 髁间隆突 intercondylar eminence

4 胫骨 tibia   5 腓骨 fibular

6 腓骨头 fibular head   7 胫骨平台 tibial plateau

8 股骨外侧髁 lateral condyle of femur

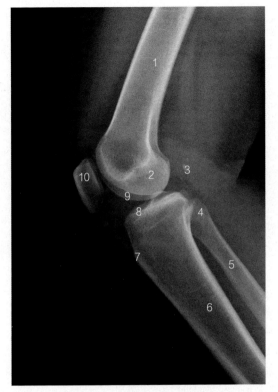

图 7-7　膝关节侧位 DR 平片

1　股骨 femur
2　股骨内侧髁 medial condyle of femur
3　腓肠豆 fabella
4　腓骨头 fibular head
5　腓骨 fibula
6　胫骨 tibia
7　胫骨粗隆 tibial tuberosity
8　胫骨平台 tibial plateau
9　股骨外侧髁 lateral condyle of femur
10　髌骨 patella

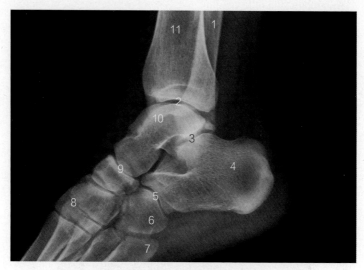

图 7-8　踝关节侧位 DR 平片

1　腓骨 fibula

2　踝关节 ankle joint

3　距跟关节 talocalcaneal joint

4　跟骨 calcaneus

5　跟骰关节 calcaneocuboid joint

6　骰骨 cuboid

7　第 5 跖骨 fifth matatarsal bone

8　跗跖关节 tarsometatarsal joint

9　距舟关节 talonavicular joint

10　距骨 talus

11　胫骨 tibia

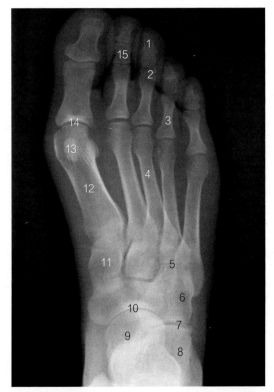

图 7-9 足正位 DR 平片

1 远节趾骨 distal phalanx	2 趾间关节 interphalangeal joint
3 近节趾骨 proximal phalanx	
4 第 3 跖骨 third matatarsal bone	
5 跗跖关节 tarsometatarsal joint	6 骰骨 cuboid
7 跟骰关节 calcaneocuboid joint	8 跟骨 calcaneus
9 距骨 talus	10 距舟关节 talonavicular joint
11 内侧楔骨 entocuneiform	12 第 1 跖骨 first matatarsal bone
13 籽骨 sesamoid	
14 跖趾关节 metatarsophalangeal joint	15 中节趾骨 middle phalanx

推荐阅读文献

1. 丁自海，王增涛. 手外科解剖学图鉴. 济南：山东科学技术出版社，2007.

2. 于胜吉，蔡锦方. 腕关节外科. 北京：人民卫生出版社，2002.

3. 田铧，刘执玉. 脊柱与四肢应用解剖学. 北京：高等教育出版社，2007.

4. 刘光久，张绍祥，刘正津，等. 脊柱区颈段断层解剖学研究. 第三军医大学学报，2003, 25(07): 605-607.

5. 刘树伟. 断层解剖学. 第3版. 北京：高等教育出版社，2017.

6. 刘树伟. 人体断层解剖学. 北京：高等教育出版社，2006.

7. 巩腾，杨慧，李云生，等. 胸腰段脊柱结构走行过程的断层观察. 中国临床解剖学杂志，2008, 26(5):472-476.

8. 杨朝湘，倪才方，丁乙. 肩关节影像解剖. 中国临床解剖学杂志，2002, 20(6): 486-488.

9. 高士濂. 实用解剖学图谱 上肢分册. 2版. 上海：上海科学技术出版社，2004.

10. 徐峰. 人体断面解剖学图谱，北京：人民卫生出版社，1989.

11. Davies AM, Hodler J. Imaging of the shoulder: techniques and applicantions. New York: Springer-Verlag, 2004.

12. El-Khoury GY, Montgomery WJ, Bergman RA. Sectional Anatomy by MRI and CT. 3rd ed. Edinburgh: Churchill Livingstone, 2007: 22-450.

13. Ellis H, Logan BM, Dixon AK. Human sectional anatomy. 3rd ed. London: Hodder Arnold, 2007.

14. Harnsberger HR, Salzman KL, Osborn AG, et al. Diagnostic and Surgical Imaging Anatomy: Brain, Head, Neck, and Spine. Salt Lske City: Amirsys Publishing, Inc., 2011.

15. Jeffrey S, Kevin R, Lubdha M. Specialty Imaging: Craniovertebral Junction. Salt Lake: Amirsys, Inc, 2013.

16. Jinkins JR. Atlas of Neuroradiologic Embryology, Anatomy, and Variants. Philadelphia: Lippincott Williams & Wilkins, 2000.

17. Manaster BJ, Andrews CL, Petersilge CA, et al. Diagnostic and Surgical Imaging Anatomy: Musculoskeletal. Salt Lske City: Amirsys Publishing, Inc., 2012.

18. Manaster BJ, Crim J, Rosenberg ZS. Diagnostic and Surgical Imaging Anatomy: Knee, Ankle, and Foot. Salt Lske City: Amirsys Publishing, Inc., 2007.

19. Major NM, Malinzak MD. Netter's Correlative Imaging Musculoskeletal Anatomy. Philadelphia: Elsevier Saunders, 2011.

20. Wiltse LL. Anatomy of the extradural compartments of the lumbar apinal canal. Radiol Clin North Am, 2000, 38(6): 1177-1206.